新時代の保育双書

演習
子どもの保健 II
第2版

みらい

編　者

今井 七重（中部学院大学）

執筆者一覧（五十音順）

今井 七重	（前出）	第1章
内山 有子	（東洋大学）	第2章第1～3節、第6章第3節
大西 薫	（岐阜県聖徳学園大学短期大学部）	第7章第1節
小木曽 加奈子	（岐阜大学）	第5章
柴田 益江	（東海学園大学）	第4章
留田 由美	（中部学院大学）	第8章
野村 敬子	（中部学院大学短期大学部）	第3章
堀 純子	（洗足こども短期大学）	第2章第4～5節
真鍋 智江	（中部学院大学）	第6章第1～2節
山下 真紀	（朝日大学）	第7章第2～3節

はじめに

　「保育所保育指針」「幼稚園教育要領」、そして「幼保連携型認定こども園教育・保育要領」が2017（平成29）年に改定（訂）され、2018（平成30）年4月に施行されることになりました。

　本書は、2011（平成23）年の新・保育士養成カリキュラムに沿って、2012年に発刊した『子どもの保健Ⅱ（演習）』の第2版として再編集したものです。また、学校保健安全法や救急蘇生法のガイドラインなど、子どもの保健関係の法律やガイドラインの改正や資料など、最新のものと差し替えたことはもちろん、本文も見直し、部分的な訂正、また章によっては大幅な改訂も行いました。

　子どもの保健Ⅰ・Ⅱの科目は、保育の場において、子ども一人ひとりの心身の状態や発達の過程を踏まえ保健的対応を行うことや、子ども集団全体の健康と安全を考えること等が含まれています。授業内容は、医学や看護学の知識が重要であり、その知識や支援技術を習得することの難しさを感じることが多いと思います。そのため、イラストや図表を多くし、視覚的な理解を得やすいように工夫しました。各章の最後には「ワーク」という練習問題を記載しました。また、コラムによる詳しい解説を付け加え、現任の保育士、幼稚園教諭の方々も活用できる内容としました。

　子どもの健康・安全の確保が、保育所での子どもの生活の基本であると考えられています。保育者は、誕生から就学までの長期的視野をもって、子どもの発育・発達状態を把握し、生活のリズムや体力づくりなどの保健活動による健康増進、感染症など疾病への対応、衛生管理、安全管理などに関して、取り組んで行くことが重要です。それと同時に、めまぐるしく変わる子どもの保健の最新情報を的確にキャッチして、子どもや保護者とかかわることが要求されます。

　本書で学ぶ皆さんが、子どもたちの健康・安全、そして未来を守る保育者として羽ばたいていくことを願っています。

　2018年3月

今井七重

● 目　次 ●

第1章　子どもの保育にかかわる保健活動

第1節 ● 保育士資格と子どもの保健Ⅱ（演習）……………………………… 9
　　1 ── 子どもの保健Ⅱ（演習）の位置づけ ／9
　　2 ── 子どもの保健Ⅱ（演習）の目的 ／10
　　3 ── 保健における養護と教育の一体性 ／10
第2節 ● 保健活動の計画および評価……………………………………… 12
　　1 ── 保健計画の作成と活用 ／12
　　2 ── 保健活動の記録と自己評価 ／16
　　コラム：子どもの健康を支えるガイドライン ／18

第2章　保育における健康観察

第1節 ● 健康観察の意義……………………………………………………… 19
第2節 ● 日常の保育における健康観察…………………………………… 20
　　1 ── 健康観察の方法 ／20
　　2 ── バイタルサインの観察による健康把握 ／21
　　3 ── 児童虐待早期発見のための健康観察 ／26
第3節 ● 連絡帳や個人健康記録票などの活用…………………………… 28
第4節 ● 発育の観察…………………………………………………………… 28
　　1 ── 発育・発達とは ／28
　　2 ── 身体発育の観察と評価の意義 ／30
　　3 ── 身体測定と評価の方法 ／31
第5節 ● 生理、感覚、運動、精神機能などの発達の観察と評価……… 40
　　1 ── 生理機能 ／40
　　2 ── 感覚機能 ／42
　　コラム：3歳児に視力検査は可能か　～検査キット紹介～ ／43
　　3 ── 運動機能 ／45
　　4 ── 精神機能 ／45
　　コラム：小さく産んで大きく育てる？　～Barker説（DOHaD）とは～ ／48
　　ワーク ／49

第3章　子どもの保健と環境

第1節 ● 子どもの健康の増進と保健の環境……………………………50
　　保育環境／50

第2節 ● 子どもの生活習慣と心身の健康……………………………54
　　1 ── 1日の生活リズム形成のための生活習慣　／54
　　2 ── 食事習慣　／59
　　3 ── 排泄習慣　／63
　　4 ── 衣服着脱習慣　／65
　　5 ── 清潔習慣　／67

第3節 ● 子どもの発達援助と保健活動……………………………68
　　1 ── 生活習慣形成のための支援技術　／68
　　2 ── 食事習慣形成のための支援技術　／72
　　3 ── 排泄習慣形成のための支援技術　／77
　　4 ── 衣服着脱習慣形成のための支援技術　／81
　　5 ── 清潔習慣形成のための支援技術　／82
　コラム：着せすぎは乳幼児突然死症候群（SIDS）の危険因子か　／91
　　ワーク　／92

第4章　子どもの疾病と適切な対応

第1節 ● 子どもの病気の特徴、起こりやすい症状とケア……………93
　　1 ── 発熱　／93
　　2 ── 嘔吐（おうと）　／95
　　3 ── 下痢　／96
　コラム：脱水　／97
　　4 ── 腹痛　／98
　　5 ── 咳　／99
　　6 ── 鼻汁（びじゅう）　／100
　　7 ── けいれん　／101
　　8 ── 発疹　／102
　　9 ── 便秘　／102

第2節 ● 冷却用具の種類と作り方……………………………103
　　1 ── 冷却用具の種類　／103
　　2 ── 冷却用具の作り方と使用上の注意　／104

第3節 ● 薬の与え方 …………………………………………………… 105
 1 ── 園における薬の考え方 ／105
 2 ── 薬を与えるときの注意点 ／106

第4節 ● 個別的な配慮を必要とする子どもへの対応 …………………… 109
 1 ── てんかん ／109
 2 ── 脳性麻痺 ／110
 3 ── 心室中隔欠損症 ／110
 4 ── ファロー四徴症 ／111
 5 ── ネフローゼ症候群 ／111
 6 ── 糖尿病 ／112
 7 ── 気管支喘息 ／112
 8 ── アトピー性皮膚炎 ／113
 9 ── 食物アレルギー ／113

第5節 ● 障害のある子どもへの適切な対応 ……………………………… 114
 1 ── 自閉症、アスペルガー症候群（自閉スペクトラム症）／114
 2 ── 注意欠如・多動症 ／114
 ワーク ／116

第5章　事故防止および健康安全管理

第1節 ● 子どもの事故 ……………………………………………………… 117
 1 ── 子どもの事故とリスクマネジメント ／117
 2 ── 乳幼児の事故の特徴 ／118
 コラム：保健室・医務室 ／122
 3 ── 園における事故の特徴 ／123

第2節 ● 保育における安全教育 …………………………………………… 126
 1 ── 園内における安全な環境 ／126
 2 ── 幅広い安全教育の支援 ／130

第3節 ● 災害時等の対応 …………………………………………………… 131
 1 ── 自然災害 ／131
 2 ── 子どもを守るための安全と防犯 ／132
 コラム：トリアージ ／134
 ワーク ／135

第6章　救急蘇生法およびその他の救急処置

第1節 ● 保育の場における救急蘇生法 …………………………………… 136
- 1 ── 救急蘇生法の概念と目的 ／136
- 2 ── 観察のポイント ／137
- 3 ── 救急蘇生法における体位管理と体温管理 ／138
- 4 ── 救急車の要請方法 ／140

第2節 ● 子どもにおける一次救命処置 …………………………………… 141
- 1 ── 一次救命処置の意義 ／141
- 2 ── 心肺蘇生法 ／143
- 3 ── 気道異物除去 ／149

コラム：AED ／150

第3節 ● 起こりやすい事故と応急手当 …………………………………… 154
- 1 ── 頭部打撲 ／154
- 2 ── 胸部・腹部打撲 ／155
- 3 ── 創傷 ／156
- 4 ── 鼻出血（鼻血） ／157
- 5 ── ショック ／158
- 6 ── 熱傷（やけど） ／159
- 7 ── 熱中症 ／160
- 8 ── 溺水（おぼれる） ／162
- 9 ── 異物誤飲・誤嚥 ／162
- 10 ── 捻挫・脱臼・骨折 ／164
- 11 ── 歯の外傷（歯の破切・脱臼） ／165
- 12 ── 目の外傷、耳・鼻の異物 ／166
- 13 ── 虫刺され ／167

ワーク ／169

第7章　感染症の予防と対策

第1節 ● 感染症とその対策 ……………………………………………… 170
- 1 ── 感染症の予防 ／170
- 2 ── 感染症の種類 ／172
- 3 ── 集団保育で問題となる感染症とその対応 ／173

第2節 ● 予防接種 …………………………………………… 184
    1 ── 定期接種とその意義 ／184
    2 ── 任意接種 ／187
    3 ── 園児が予防接種を受けるときの注意 ／188

第3節 ● 保育の場で行う感染の予防 ……………………………… 188
    コラム：動物との接触による感染症（検索キーワード：人獣（じんじゅう）共通感染症）
    ／189
    コラム：かぜ予防としてのうがいの効果 ／194
    ワーク ／195

第8章　母子保健対策と集団保育における健康管理

第1節 ● 母子保健対策 ……………………………………………… 196
    1 ── 健康診査 ／196
    2 ── 保健指導 ／199
    3 ── 医療対策等 ／201

第2節 ● 園における健康管理の実際 ……………………………… 201
    1 ── 健康診断 ／202
    2 ── 相談援助 ／204

第3節 ● 関連機関と連携 …………………………………………… 205
    1 ── 児童相談所 ／205
    2 ── 福祉事務所 ／207
    3 ── 保健所 ／207
    4 ── 健康問題のある園児の健康管理と連携 ／208
    コラム：保育士における子どもの健康管理 ／210
    ワーク ／211

資料編 ／213
ワークの解答 ／225

第1章 子どもの保育にかかわる保健活動

◆キーポイント◆

2017（平成29）年に改定された保育所保育指針にも述べられているように、子どもの健康および安全は、子どもの生命の保持と健やかな生活の基本であり、保育所においては、一人ひとりの子どもの健康の保持および増進並びに安全の確保とともに、保育所の子ども集団全体の健康及び安全の確保に努めなければならない。また、子どもが、自らの体や健康に関心をもち、心身の機能を高めていくことが大切であるとも述べられている。この目的をもつ保健は保育のなかできわめて重要な意味をもつ。一人ひとりの子どもの健康と安全をしっかり守ることが、結果として子どもの集団としての健康と安全を守ることにつながる。

第1節 ● 保育士資格と子どもの保健Ⅱ（演習）

1 ── 子どもの保健Ⅱ（演習）の位置づけ

　2011（平成23）年度に施行された保育士養成課程の改正（新カリキュラム）により、保育内容の全体的な構造や総体を理解した上で、養護と教育にかかる領域等について学ぶことが必要であるとされ、総論と内容演習の教科目が設定された。「子どもの保健」は、「保育の心理学」「子どもの食と栄養」「家庭支援論」などと並んで保育の対象の理解に関する科目に位置づけられており、保育士資格を取得するには必ず履修する必要がある。

　「子どもの保健」のⅠ（講義・4単位）とⅡ（演習・1単位）は、児童福祉法施行規則の規定に基づき、指定保育士養成施設（厚生労働大臣の指定する保育士を養成する学校その他の施設）における必須科目として告示されている[※1]。保育現場において、子ども一人ひとりの心身の状態や発達の過程を踏まえ保健的対応を行うことや、子ども集団全体の健康と安全を考えること等の重要性にかんがみ、「子どもの保健」と称された。また、子どもの心身の健康について総合的に理解することが重要であるため、「精神保健」を含む内容とされた。

※1　なお、厚生労働省により保育士養成課程等の見直しが進められている（2019年度より開始予定）。「子どもの保健Ⅰ」「Ⅱ」についてはそれぞれ、「子どもの保健（講義）」「子どもの健康と安全（演習）」とされ、教授内容についても一部見直しが図られる予定である。

2 ── 子どもの保健Ⅱ（演習）の目的

2017（平成29）年に改定された保育所保育指針の「第3章　健康及び安全」では、「保育所保育において、子どもの健康及び安全の確保は、子どもの生命の保持と健やかな生活の基本であり、一人一人の子どもの健康の保持及び増進並びに安全の確保とともに、保育所全体における健康及び安全の確保に努めることが重要となる」と示された。

児童福祉法では、保育士とは「保育士の名称を用いて、専門知識及び技術をもって、児童の保育及び児童の保護者に対する保育に関する指導を行うこと業とする者」（第18条の4）としている。子どもの保健Ⅰ（講義）は、専門知識として子どもの発育や発達と保健、子どもの疾病とその予防等の知識を習得する、子どもの保健Ⅱ（演習）は、さらにそれらの知識を基礎とした子どもの保健を遂行するための技術を習得するための授業である。

表1-1　子どもの保健Ⅰ（講義・4単位）の目標

1．子どもの心身の健康増進を図る保健活動の意義を理解する
2．子どもの身体発育や整理機能及び運動機能並びに精神機能の発達と保健について理解する
3．子どもの疾病とその予防法及び適切な対応について理解する。
4．子どもの精神保健とその課題等について理解する。
5．保育における環境及び衛生管理並びに安全管理について理解する。
6．施設等における子どもの心身の健康及び安全の実施体制について理解する。

資料：厚生労働省雇用均等・児童家庭局長「指定保育士養成施設の指定及び運営の基準について」（2015年3月31日一部改正）

表1-2　子どもの保健Ⅱ（演習・1単位）の目標

1．子どもの健康及び安全に係る保健活動の計画及び評価について学ぶ。
2．子どもの健康増進及び心身の発育・発達を促す保健活動や環境を考える。
3．子どもの疾病とその予防及び適切な対応について具体的に学ぶ。
4．救急時の対応や事故防止、安全管理について具体的に学ぶ。
5．現代社会における心の健康問題や地域保健活動等について理解する。

資料：表1-1に同じ

3 ── 保健における養護と教育の一体性

(1) 保育現場の状況

近年、子育てをめぐる地域や家庭の状況も変化し、核家族化の進展や地域のつながりの希薄化から、就労の有無や状況にかかわらず、子育ての負担や

不安、孤立感が高まっている。こうした状況のなか、児童虐待の発生も後を絶たず、大きな社会的な問題になっている。

保育所利用児童数は、1、2歳児を中心に大きく増加している。0歳から2歳までの子どもたちについては、小規模保育等の地域型保育事業が新しく制度として設けられているが、これらの地域型保育事業については、保育指針に準じて事業、保育を行うこととされており、こうした多様な保育についても視野に入れた議論を行う必要がある。

保護者の働き方や暮らし方、社会構造などの変化により、保育ニーズはますます多様化している。保育所における多様な保育の充実にあたっては、子どもの生活の連続性を考慮した対応に留意しながら進めることが重要である。

このようななか、保育現場における教育的機能や子どもの発達保障が期待され、様々な場面で、保育士の専門性の向上が求められている。

(2) 保育所保育指針

2008（平成20）年の保育所保育指針改定後、2015（同27）年4月に「量」と「質」の両面から子どもの育ちと子育てを社会全体で支える「子ども・子育て支援新制度」が施行された。また0～2歳児を中心とした保育所利用児童数が増加しているなど、保育をめぐる状況は大きく変化している。

2016（平成28）年には、保育所保育指針の新たな「改定の方向性」として、以下の5点のポイントが示された[※2]。
①乳児・1歳以上3歳未満児の保育に関する記載の充実
②保育所保育における幼児教育の積極的な位置づけ
③子どもの育ちをめぐる環境の変化を踏まえた健康及び安全の記載の見直し
④保護者・家庭及び地域と連携した子育て支援の必要性
⑤職員の資質・専門性の向上

※2 厚生労働省社会保障審議会児童部会保育専門委員会「保育所保育指針の改定に関する議論のとりまとめ」2016年。

これを受け、2017（平成29）年3月に新しい保育所保育指針が告示された。「子どもの保健」に大きく関わる内容として、「第3章 健康及び安全」にて、❶子どもの健康支援、❷食育の推進、❸環境及び衛生管理並びに安全管理、❹災害への備えについて規定された。また、保育所内にとどまらず、子どもの育ちを家庭と連携して支援していくものとして、第4章では、❶子育て支援の基本、❷保護者に対する子育て支援、❸地域における子育て支援について規定された。

(3) 保育における養護と教育

2017（平成29）年の保育所保育指針改定では、養護と教育の一体的展開が

改めて強調された。

　保育所は、乳幼児期という生涯にわたる人間形成にとって極めて重要な時期に、その生活時間の大半を過ごす場である。乳幼児に対する養護と教育は、日常生活の遊びや生活場面のなかで行われる。子どもに身に付けさせたい健康的な生活習慣や知識として、食事やおやつ、睡眠、清潔、運動、体力づくり、事故防止などに関することがある。保育者は、子どもがよい生活習慣や知識を身に付け、自ら病気や事故の予防のために必要な行動がとれるよう、指導や教育内容・方法を考えていかなければならない。子どもは、保育者の養護的なかかわりやその姿を通して、望ましい生活の仕方や習慣・態度を徐々に体得していく。教育の基本は、子ども自身が安定した状況のなかで楽しさや充実感を味わいながら、自らの生活を主体的に展開できるように保育者が援助し、指導していくことである。子どもの関心や意欲を大事にしつつ、日常生活の中で繰り返し機会をとらえて、指導・援助していくことが大切である。

　保育には、子どもの現在のありのままを受け止め、その心の安定を図りながらきめ細かく対応していく養護的側面と、保育士等としての願いや保育の意図を伝えながら子どもの成長・発達を促し、導いていく教育的側面とがあり、この両義性を一体的に展開しながら子どもと共に生きるのが保育の場であるといえる。保育の現場では、養護的側面と教育的側面は切り離せるものではなく、養護が基礎となって教育が展開されている。養護にかかわる保育の内容のなかに教育にかかわる保育の内容があり、教育にかかわる保育の内容のなかに養護にかかわる保育の内容があるともいえる。子どもの発達の様々な側面をとらえ、自らの計画とそれに基づく保育を振り返り評価していく上で、それぞれのねらいおよび内容を作成していくことは、保育の質と専門性の向上につながると考えられる。

第2節 ● 保健活動の計画および評価

1 ── 保健計画の作成と活用

(1) **保育における保健活動**
　保育指針の健康増進の項目では、「子どもの健康に関する保健計画を作成

し、全職員がそのねらいや内容を明確にしながら、一人ひとりの子どもの健康の保持及び増進に努めていくこと」「子どもの心身の健康状態や疾病等の把握のために、嘱託医等により定期的に健康診断を行い、その結果を記録し、保育に活用するとともに、保護者に連絡し、保護者が子どもの状態を理解し、日常生活に活用できるようにすること」が示されている。季節ごとに、それぞれ健康を保持し、増進するための保育活動がある。集団保育の場ではしばしばその保健活動は季節の行事に重ねて行うことが多い。

(2) 保育計画の基本的内容

一人ひとりの子どもの生活リズムや食習慣などを把握するとともに、年間の保健計画を作成し、発育・発達に適した生活を送ることができるよう支援する。年間の保健計画に関して基本的内容は、「生活リズム」と「健康教育と生活習慣」が柱である（表1-3）。

睡眠、食事、遊びなど1日を通した生活リズムを整えることは、心身の健康づくりの基礎である。また、日々の保育のなかで子どもたちが健康に関心をもち、適切な行動がとれるよう、科学的根拠に基づいた健康教育を計画することが望まれている。

子どもの発達過程に応じ、体の働きや生命の大切さなどを伝え、手洗い、うがい、歯磨きなどの基本的な清潔の習慣や健康な食生活が身につくよう指導・支援をする。排泄の自立の支援は、その生理的機能の発達の個人差や情緒面での配慮がより重要であり、家庭と保育所との連携が望まれる。

体力づくり

一人ひとりの発育・発達状態や日々の健康状態に配慮し、日常的な遊びや運動遊びなどを通して体力づくりができるように考慮することが必要である。

保護者との連携

保護者に日々の健康状況や健康診断の結果などを報告したり、疾病時の看護の方法や感染予防の対応などを伝えたり、保護者会などの機会を通して健康への理解を深める働きかけをするなど、計画的に連携を図ることが大切である。

(3) 健康診断の実施

嘱託医の健康診断に際し、保育士等は、一人ひとりの子どもの発育・発達状態と健康状態を伝えるとともに、保護者からの質問なども伝え、医師の適切な判断や助言を受けることが大切である。診断結果は、日々の健康管理に有効活用できるよう健康記録簿に記載し、家庭にも連絡しなければならない。

表1-3　保健年間計画の1例

	目標	保健行事	健康だより	留意点	保護者へのお願い
4月	園生活に慣れる（情緒安定に気をつける）	保育説明会（健康管理）（生活リズムと免疫力、目に優しいTVの見方）	・生活のリズムを付けていく（食事、休養） ・環境の変化による疲れからくる疾病予防の注意 ・子どもの罹りやすい感染症 ・衣服、下着	・新入園児の既往歴、体質偏食等の状況を把握 ・健康状況、発達の把握	予防接種状況記入確認 疾病時の連絡
5月	戸外で元気に遊ぶ	蟯虫検査（トイレ指導） 手洗指導（4・5歳児）	・安全教育（服装、履き物、身体の清潔） ・蟯虫駆除と予防について ・交通事故予防	・清潔な環境作りと事故防止に配慮	蟯虫検査
6月	歯を大切にする 梅雨期を衛生に気をつけ健康に過ごす	〔6/4虫歯予防デー〕集会（歯の染め出し、幼児） 心臓、ケイレン調査（新入児） プール前健診	・歯の衛生週間 ・予防接種について（予防接種を受ける前後の注意） ・プール開きまでに（目、鼻、皮膚、その他疾患の治療）	・手洗いの仕方 爪、頭髪の清潔 ・歯磨き（保育園と家庭の役割）	心臓、ケイレン調査 予防接種状況記入確認 爪、頭髪の点検 歯磨き確認
7月	夏を元気に過ごす	視聴覚検査、調査 予防接種状況調査（新入児） 〔8/7鼻の日〕	・水遊びの効果と注意について（プール遊びの配慮） ・活動と休息（真夏を元気で乗り切るために） ・夏の疾病予防（夏季熱と疾患の判断）水分の大切さ ・虫さされに注意（汗疹の予防法） ・冷房の使用についての	・プールの衛生管理、水温気温、水深、時間を確認 ・外気温の差から、体温の上昇と水分補給に配慮	視聴覚調査（4才児） 予防接種状況調査（新入児）
8月	暑さに負けない体を作る				
9月	体のリズムを整える 病気やけがに気を付ける	アトピー性皮膚炎調査（新入児） 〔9/9救急の日〕	・夏の疲れをとる（生活のリズムを取り戻そう） ・睡眠と栄養（新鮮な野菜、果物を十分に取ろう） ・ケガの応急手当	・夏の疲れに注意し、体重減少、食欲不振、その他健康状態の把握	アトピー性皮膚炎調査
10月	戸外遊びを積極的にする	〔1010日の愛護デー〕 歯科健診 目の体操（4歳児）	・目の愛護デー ・インフルエンザについて ・歯科健診について ・良い靴の選び方	・薄着、戸外遊びにより皮膚、粘膜を鍛錬する ・目と歯の健康に注意	爪、頭髪の点検
11月	寒さに負けない体をつくる	歯のブラッシング指導（歯の染め出し、幼児） 手洗い指導（4・5歳児）	・かぜの予防 ・手洗いとうがいの効果 ・歯科健診結果、状況 ・薄着について	・鼻のかみ方、咳のしかた ・歯みがき再指導	虫歯の早期治療を勧める
12月	かぜの予防に努める（手洗い、うがいを促す）	視聴覚（再）検査（4歳児）	・抵抗力を身につける ・室内遊びの注意について（環境整備） ・急病時の対処法 ・冬の事故について（火傷に注意）	・冬季下痢症と感冒合併に注意 ・部屋の温度、換気の配慮	視聴覚（再）調査（4才児） 歯磨き確認
1月	生活リズムを整える	予防接種状況把握	・病気についての知識（かぜを予防するために、かぜ薬） ・伝染性疾患について ・衣服、肌着の大切さを知る ・戸外遊びの必要性について ・皮膚の生活、ひび、しもやけの予防	・集団かぜ症状の早期発見 ・気温差、運動量に応じて衣服の調節 ・手洗い後はきちんと拭く	予防接種状況記入確認
2月	寒さに負けず元気に遊ぶ				
3月	1年間を振り返って	〔3/3耳の日〕 新入園児の健康状態把握	・1年間を振り返って ・耳にちなんで ・就学前準備	・個々の発育状態、生活習慣の再確認（規則正しい睡眠、食事、排泄、薄着の習慣）	爪、頭髪の点検

・身体測定〔体重、身長測定（乳児10日、幼児20日）・頭囲、胸囲測定（7月、1月）〕・健診〔乳児（毎週）、幼児（毎月）〕

職員	・検便（毎月）・定期健康診断・若年消化器検診・成人病検診（大腸癌）・婦人科検診、歯科検診、特別健康診断（希望者）・衛生器具等の取り扱い方の確認

出典：全国保育園保健師看護師連絡会一部改変

特に受診や治療が必要な場合には、嘱託医と連携しながら保護者に丁寧に説明する。

　健康診断の結果によっては、嘱託医と相談しながら適切な支援が受けられるよう市町村や保健・医療・療育機関等との連携を図る必要がある。地域の保健医療機関での健康診査についても積極的に受診するように保護者に勧め、その結果を報告してもらうように働きかけることが望まれている。

　歯科健診については、計画的に実施し、結果を記録し保護者に伝える。歯と口の健康は、生涯にわたる心身の健康にも影響する。歯磨き指導の他、食生活を含めた心身の健康教育を計画するなど保護者や子どもに関心がもてるよう支援することが望まれている。

(4) 保健活動の展開

　保健活動は子どもの生活実態を理解することから始まる。その生活を見通して作成した保健計画をもとに、保健活動を柔軟に実践していく。さらにその保健活動を省察、評価、見直し、改善していくことが大切である。その期間の保健計画を見直し、次の期間の保健計画に生かしていく。

記録と見直し、改善

　記録は、実践したことを客観化する第一歩となり、記録することを通して、保育中には気づかなかったこと、無意識でやっていたことに改めて気づくことが多い。保育を振り返り、記録すること自体が、子ども理解、保育を読み解くことになる。

保育を振り返り省察する2つの視点

①**子どもの姿への視点**：1日の保育や、ある期間の保育が終わったときに、その間の子ども一人ひとりの様子を振り返り、保育所での生活と遊びの様子を、思い返してみること。

②**保育士等の保育への視点**：1日の保育やある期間の保育について、自分の保育実践が適切に行えたかどうかを振り返ってみる。たとえば、この期間に設定したねらいや内容が適切であったか、さらには環境構成の見通しと支援が適切であったかなどを改めて見直すことである。

　このような保育の省察により、1日、1週間、1か月などある期間の子どもの生活や遊びの実態をとらえ直し、子どもの言動の背後にある思いや成長の姿を読み取る。そして、指導計画に基づく保育実践やそこでの一人ひとりの子どもに対する支援が適切であったかどうかを、自己評価に結び付けていく。

表1-4　保健関連の主な記録

種類	記録項目	内容
保健活動計画	保健年間計画（表1-3参照）	4月から1年間の集団保育保健の基本であり、子どもの健康維持と増進のために役立つ資料となる。
健康面の記録	保健日誌	子どもの健康状態・外傷・行事・使用した薬などを記録する。
	個人記録	病気時の症状の経過や受診結果を記録することにより、保育士や保健職等の共通理解ができる。
	健康状況一覧	既往症や予防接種の状況の把握をすることにより、感染症の流行に対して、早期対応ができる。また、緊急時の対応につながる（クラス用・全園児用）。
	病欠統計	健康状況や感染症の罹患状況まとめることのより、年間の状況が把握できる（クラス用・全園児用）。

2 ── 保健活動の記録と自己評価

　記録という行為は、自らの保育を意識化することである。計画に基づき、保育は展開されていくが、保育士等は、「今、このとき、このようにすることが最善」という判断のもとに、子どもや保護者への多様な援助を行っている。記録は、その後の保育の省察、そして次の計画作成へと生かされる。日常の保育の記録が、保育士等の自己評価、さらに、保育所としての自己評価に関連していくのである。

(1) 自らの保育の振り返り

　環境構成・援助や職員間の連携など特に心に残っていること、また、保育の中で悩んだり、解決したいことなども記録する。この過程で今後の保育の方向性を探ることができる。そのなかで、どのような取組が解決につながったのかを省察する。このことは、自分の保育を具体的に振り返り省察する過程そのものである。また、それは自分の保育実践を日々、自己評価していく過程であるともいえる。

(2) カンファレンスを通しての省察

　カンファレンスとは、医療や福祉などの分野で行われている話し合いの方法である。特定のケースに関連している専門家が、お互いの立場を尊重しながら、資料に基づいて解決への方向性をみんなで探っていく専門的な話し合いを意味している。

　保育実践においても、気になる子どものことや保育の行き詰まり、さらに

は保護者との連携のあり方などをめぐって、課題に直面することがしばしばある。その時に、問題や課題に関係する職員が専門的に話し合う保育カンファレンスが必要になる。保育カンファレンスにより、自分では考えつかなかった視点や方向性を示唆してもらえることになる。保育を振り返り、組織的に解決の方向性を探っていく方法としても有効である。

引用・参考文献

1）内閣府・文部科学省・厚生労働省「幼保連携型認定こども園教育・保育要領　幼稚園教育要領　保育所保育指針　中央説明会資料（保育所関係資料）」2017年
2）厚生労働省社会保障審議会児童部会保育専門委員会「保育所保育指針の改定に関する議論のとりまとめ」2016年
3）遠藤郁夫監、日本保育保健協議会編『保育保健2016』日本小児医事出版社　2016年
4）巷野悟郎編集代表『新訂保育の中の保健―幼稚園・保育所での保健指導の理論と実践―』萌文書　2006年

●○● コラム ●○●

子どもの健康を支えるガイドライン

　保育所保育において、子どもの健康及び安全を確保するため、様々な（指針）ガイドラインが示されている。これらは、保育所保育指針と一体的に運用されることを前提としている。以下、その一部を紹介する。

1．厚生労働省「2012年改訂版　保育所における感染症対策ガイドライン」2012年

　　「保育園における感染症の手引き」(2008年)に基づき、乳幼児期の特性を踏まえた感染症対策の基本として2009（同21）年に示されたガイドラインの改訂版。各保育所で健康安全対策の組織をつくり、さらに地域における支援体制の整備を行うことが望まれている。

2．厚生労働省「保育所における食事の提供ガイドライン」2012年

　　保育所における食育の一層の推進を図る。今後、平成28年3月に決定された第3次食育推進基本計画6も踏まえ、保育指針の記載についても見直しの検討が必要である。

3．厚生労働省「保育所におけるアレルギー対応ガイドライン」2011年

　　食物アレルギーのある乳幼児への対応を図る。安全で安心な生活が送れることを前提に、食物アレルギーのリスクを踏まえた対応と最新の正しい知識を職員全員が共通して理解することが重要である。

4．内閣府「教育・保育施設等における事故防止及び事故発生時の対応のためのガイドライン」2016年

　事故発生の防止や事故発生時の対応を図る。

第2章 保育における健康観察

◆キーポイント◆

本章では保育所や幼稚園、認定こども園等で子どもたちの健康を保持増進するために保育者が行う毎日の健康観察について、その意義・目的やポイントを説明するとともに生理機能の発達とそれに基づいた観察についても説明している。

体調管理、疾病の早期発見、感染症の蔓延防止など集団生活の場における健康管理や健康的な生活習慣を確立するためには、綿密な保健計画のもとで健康観察を行い、その結果を活用することにより効果的に進めることができる。

第1節 ● 健康観察の意義

健康観察は、健やかな成長を見守る保育を行う上で極めて重要な役割をもつ。健康観察を行うことで疾病や感染症などを早期に発見することができ、子ども一人ひとりに応じた保育活動を展開することができる。

また、保育所保育指針においては、養護に関わるねらいおよび内容に、「一人一人の子どもの平常の健康状態や発育及び発達状態を的確に把握し、異常を感じる場合は、速やかに適切に対応する」とうたわれており、これらを実現するには、保育を担当している保育者だけではなく、保育所や幼稚園、認定こども園等（以下「園」と総称）にかかわるすべての職種の者が子どもの健康に対する高い意識をもち、その保持増進に努める必要がある。

健康観察には登下園[※1]に行う毎日の健康観察、月ごとや学期ごとに行う身体測定、年2回の定期健康診断や各園で必要に応じて行う臨時健康診断などさまざまな機会がある[※2]。これらの機会を通して行う健康観察により、健康上なんらかの問題がある子どもに対しては保護者や医療機関と連携をとりながら問題の解決、改善のための指導や助言を行い、そうでないものに対しても健康を保持増進していくための指導や管理を行う。

健康観察で得られた子どもの健康状態を正しく評価し、個々の子どもの健康増進や健康回復に園全体で計画的に取り組むことが望ましい。

※1　登下園
保育所、幼稚園では登園、下園（降園）という言葉を用いることが多い。

※2　園で実施される健康診断については、第8章第2節参照。

第2節 ● 日常の保育における健康観察

1 ── 健康観察の方法

(1) 感覚器官を駆使した観察

　子どもの健康状態を把握するときは、見ることを中心として、触る、聞く、嗅ぐなど保育者の感覚器官を駆使して観察することが重要である。そのため、保育者は五感が鋭く働くよう、自分自身の健康管理に努めることが必要である。たとえば、保育科学生が近視であるにもかかわらず、めがねなどを使用せずに実習に出ると、子どもの顔色、表情などの観察ができないことがある。また、手荒れを放置すると、子どもの皮膚の状態を正しく触知することができないことがある。

　子どもたちの普段の様子を十分に観察していると、何か異常があるときには「何となくおかしいな」と感じるものであり、そのようなときは放置せず、さらに注意深く観察していくことが異常の早期発見、早期対応につながっていく。

　特に、乳幼児は言葉の発達の未熟さから、自分の体の変化を言葉で表現することが難しく、さらに、病気によっては急激に悪化することもあるため、保育者のきめ細かな観察が要求される。

(2) 登園（所）時の観察

　保育者が行う登園時の健康観察は特に重要であり、その際に保護者と会話することで家庭での様子や体調についても知ることができ、保護者への健康教育や子育てに関する情報収集の場ともなる。

　登園時の観察のポイントは、「元気にあいさつできるか」「だるそうにしていないか」「ボーッとしていないか」「顔色や表情はどうか」「咳はしていないか」など多岐にわたる。そのほか、目やに、目の充血、鼻汁、呼吸音、発疹、外傷も注意深く観察するとよい。また、皮膚や服装の汚れ、体のにおいなども観察のポイントとなる。登園時の保護者と子どもの関係性の観察も重要である[※3]。

※3　虐待対応のポイントについては、本章第2節の表2－4参照。

(3) 観察時の配慮

 これらの観察は、保護者や子どもと和やかにコミュニケーションをとりながら行うものであり、差別や偏見につながるようなことがあってはならない。保育中の観察も同様で、食事、排泄、衣服の着脱、遊びの様子などの場面を通して、子どもが健やかに成長しているかを確認していくが、このことが子どもの心身にストレスを与えることのないように配慮しながら行うようにする。

(4) 日々の観察

 保育中の観察は途切れなく行うことが原則である。しかし、漫然と観察していてもよい結果は得られない。たとえば喘息発作では、呼吸がヒューヒューゼーゼーという音を伴い、呼吸困難に陥ることがある。その音が「聞こえてくる」のをキャッチするのはよい観察ではない。保護者から、喘息の子どもが朝から咳をしているという報告があれば、注意深く顔色を「見よう」、呼吸音を「そばにいって聴こう」とする態度が必要である。

 このように目的意識をもちながら、食事、主活動、午睡などの各プログラムや排泄、着脱などの機会をとらえて観察するとよい。なお、一般状態の観察として機嫌の良否、啼泣の仕方、食事、排泄、睡眠、活動などの各場面でいつもの様子から変化していることはないか、さらに、頭部から四肢末端まで全身の各部にいつもと違うところはないかなど、ポイントをしぼったきめ細かい観察が重要である（表2－1）。

2 ── バイタルサインの観察による健康把握

 子どもは生理機能の発達が未熟で環境の変化や病気によって呼吸、脈拍、体温、血圧などが変動しやすい。体温・呼吸・脈拍・血圧をバイタルサイン（生命兆候）と呼び、正常値との違いをみることで健康状態の把握ができる。園では、乳児は毎日の健康観察としてこれらのチェックを行い、幼児では通常の観察により、元気がない、食欲がない、顔色が悪いなどなんらかの変化がみられたときに行う（表2－1）。

(1) 体温の観察

 体温の測定は水銀体温計や電子体温計（図2－1、図2－2）、耳のなかの鼓膜とその周辺から出ている赤外線を感知して体温を測定する耳式体温計（図2－3）、皮膚の表面から出ている赤外線をキャッチして測定する非接

表2-1　乳幼児の健康観察のポイント

項　目	観察ポイント
一般状態 （子どもから受ける全体的な印象のこと）	■機嫌、体の動きの良否。乳児ではあやすとよく笑うか、空腹時などの泣き声の力強さの良否。 ・乳児の場合、体の動きが少なく、ぐずるときは体調が悪い。泣き声が弱かったり異常に高い声で泣いているときは、全身状態が悪かったり、なんらかの重大な異常がみられる場合がある。 ・幼児の場合、落ち着きがない、保育者のそばを離れようとしない、遊ばないなどのときも体調不良のサインである。 ・名前を呼んだり体に刺激を与えても反応がなかったり鈍いと感じるときは早急に対処する必要がある。
顔色、顔つき	■顔色がよいか、表情が豊かであるか。 ・顔色や口唇の色が青白い、ボーッとしている、苦しそうな表情は体調不良である。
姿勢、動作	■普段と違う姿勢や動作がないか。睡眠時も観察する。 ・丸まって横になるときは腹痛が、横になって寝られず上半身を起こし壁にもたれかかって座るなどのときは呼吸困難がある場合が多い。 ・腹痛があるときには、背を曲げてお腹をかばうように歩くことがある。
皮膚	■顔色、口唇の色、爪の色の良否を観察する。皮膚の張りの良否、肌荒れ（乾燥してカサカサしていないか、おむつかぶれなどがないか）、外傷や熱傷の有無、発疹の有無、清潔な状態か観察する。 ・下痢や嘔吐を伴い、皮膚の張りが低下するときは脱水が疑われる。 ・喘息の発作などにより、唇や手足の先端が紫色になるチアノーゼがみられる場合は早急な対応が必要である（チアノーゼ：皮膚や粘膜が紫色になること。血液中の酸素の減少によって起こる）。 ・発疹がみられる場合はそのほかの症状を観察し、必要があれば受診を勧める。 ・不審な外傷や皮膚・服装の衛生状態が悪い場合は児童虐待が疑われる。
食欲	■乳児では空腹を泣いて知らせるか。哺乳力の良否、吐気、嘔吐の有無の観察。体重増加の良否を観察。幼児は食事の摂取状況の良否をみる。朝食欠食の有無、偏食・好き嫌いの有無、小食などの問題の有無を観察する。 ・食欲不振の場合、体調不良のサインであることが多い。 ・朝食の欠食がないかどうかは登園時保護者に確認する。 ・異常にガツガツ食べるが体重増加不良がある場合は、体調不良のほか児童虐待も疑う。
排泄	■排尿・排便の回数・量の異常がないか。便秘や下痢の有無。排尿や排便に伴う問題（痛みなど）はないか観察する。
睡眠	■寝つきの良否、睡眠時間、睡眠時の姿勢、目覚めの状態を観察。睡眠中の呼吸、顔色の観察。 ・寝つくまでにぐずったり、目覚めのときにぐずることはよくあるので、普段の様子をよく観察する。
呼吸、脈拍、体温	■平熱や普段の呼吸、脈拍との違いをみる。
病気の症状	■発熱、下痢、吐気、嘔吐、腹痛、咳、鼻汁、発疹、眼脂（目やに）、目の充血、耳の痛み、耳だれなどに注意する。
保護者からの情報	■送迎時の聞き取り、連絡帳などからの情報も重要である。

触型体温計（図2-4）などを用いる。測定に時間が10分程度かかる水銀体温計は現在では使われず、測定時間が短い電子体温計が主流となっている。電子体温計は、わきの下に感温部を入れ測定する。熱中症などで腋窩（わきの下のくぼみ）を冷やしているときは、耳式体温計を使用する。

　直腸温や、口腔内の温度を測定する方法もあるが、衛生管理が難しいため、いずれも園では使用されていない。

　乳幼児、特に乳児は体温調節機能が未発達なため環境の温度に影響を受けやすい。体温は2歳ごろから生理的な1日のリズムがはっきりしはじめ、朝から昼、夕方になるにつれ上昇し、寝ている間は徐々に下降し、明け方に最低になるという日内変動がみられる。小児の場合の体温は、36.0℃から37.5℃が正常範囲の目安とするが、測定した体温のみで判断するのではなく、子ども一人ひとりの平熱を確認し、平熱よりも1℃以上上昇している場合に発熱していると考え、保護者へ連絡する（目安として表2-2を参

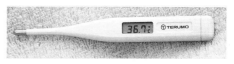

図2-1　電子体温計

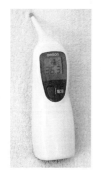
図2-2　電子体温計
　　　　（腋窩計）

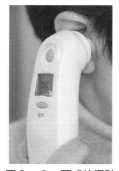
図2-3　耳式体温計

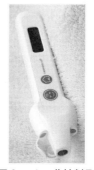
図2-4　非接触型
　　　　体温計

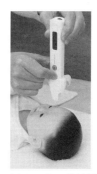
図2-5　非接触型体温計による体温の測定

【電子体温計による体温測定の手順】

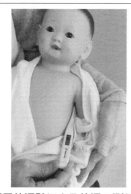

電子体温計による体温の測り方

①乳児の場合は寝ているときか、泣いていないときに測定する。
②幼児の場合はわかりやすく説明する。
③わきの下の汗は拭いてから測定する。
④体温計は、上半身に対して30度から45度の角度で下から挿入し、感温部を腋窩中心部に密着させる。
⑤電子音が鳴るまで上腕を押さえ、脇を密閉させる。
⑥表示された数値を読み記録する。
⑦衣服をなおし、上手にできたことをほめる。
⑧使用後はスイッチを切り、体温計のわきに密着した部分をアルコール綿などで消毒してケースに収納する。

表2-2　発熱時の対応

登園を控えるのが望ましい場合	保育が可能な場合	保護者への連絡が望ましい場合	至急受診が必要だと考えられる場合
＊発熱期間と同日の回復期間が必要 ・朝から37.5℃を超えた熱とともに元気がなく機嫌が悪い 食欲がなく朝食・水分が摂れていない ・24時間以内に解熱剤を使用している ・24時間以内に38℃以上の熱が出ていた ＊1歳以下の乳児の場合（上記にプラスして） ・平熱より1℃以上高いとき （38℃以上あるとき）	＊前日38℃を超える熱がでていない ・熱が37.5℃以下で元気があり機嫌がよい 顔色がよい ・食事や水分が摂れている ・発熱を伴う発しんが出ていない ・排尿の回数が減っていない ・咳や鼻水を認めるが増悪していない ・24時間以内に解熱剤を使っていない ・24時間以内に38℃以上の熱はでていない	＊38℃以上の発熱がある ・元気がなく機嫌が悪い ・咳で眠れず目覚める ・排尿回数がいつもより減っている ・食欲なく水分がとれない ※熱性けいれんの既往児は医師の指示に従う	＊38℃以上の発熱の有無にかかわらず ・顔色が悪く苦しそうなとき ・小鼻がピクピクして呼吸が速いとき ・意識がはっきりしないとき ・頻繁な嘔吐や下痢があるとき ・不機嫌でぐったりしているとき ・けいれんが5分以上治まらないとき ・3か月未満児で38℃以上の発熱があるとき

注：発熱については、あくまでも目安であり、個々の平熱に応じて、個別に判断する。
出典：厚生労働省「2012年改訂版　保育所における感染症対策ガイドライン」2012年　別添2を一部改変

照)。ただし、熱が多少高くても元気で食欲があれば様子をみることができる。反対に、この範囲内でもぐったりとしている場合には緊急度が高いと判断する。

　園で検温をするときは、できるだけ同じ時間に同じ方法で行う。また、乳児では授乳や入浴の後、幼児では運動や食事の後などは体温が高めになるので、しばらく安静にしてから測定する。

　乳児の体温測定は必ず保育者が行い、体温計をはさんだままそばを離れるようなことがあってはならない。年少児では膝の上に抱き、測定中も玩具や絵本で気をそらす工夫が必要になる。年長の幼児では保育者が体温計を挿入してやれば自分で電子音が鳴るまでじっとしていられる場合もあるが、そばに付き添い、目を離してはならない。

(2) **呼吸の観察**

　呼吸には胸の筋肉を使って肺を伸縮させる胸式呼吸と、横隔膜を主に使う腹式呼吸がある。

　2歳ごろまでは比較的よく発達している横隔膜を使った腹式呼吸であるが、それ以後は胸式呼吸も加わり3歳から7歳ごろには胸腹式呼吸となり、肋骨が発達してくるに従い胸式呼吸に移行する。

　呼吸数は、吸って（吸気）はいて（呼気）を1回と数え、1分間測定する

表2-3 主な生理機能の正常値

	乳児	幼児	成人
脈拍数（毎分）	120～140	80～120	60～80
呼吸数（毎分）	30～40	20～30	15～20
体温（℃）	36.0～37.4	36.0～37.4	35.5～36.9
血圧［最高／最低］（mmHg）	100／60	100／60	120／80
尿量（ℓ／日）	0.2～0.5	0.6～1.0	1.0～1.5

出典：改訂保育士養成講座編纂委員会編『保育士養成講座第5巻 小児保健改訂4版』全国社会福祉協議会　2010年　p.52

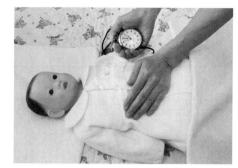

呼吸の測り方

が、幼少の子どもほど1分間の呼吸数は多い（表2-3）。

　呼吸の観察においては、1分間あたりの呼吸数の他、浅くて速い呼吸、異常に深い呼吸などの呼吸の型、呼吸の際に小鼻や肩が上下したりする様子がないか、呼吸音の異常などを観察する。呼吸の際にゼーゼー、ヒューヒューといった音があれば、喘鳴※4と考えられる。保育者の頬部や耳を子どもの口や鼻に近づけ、胸腹部を注視しながら調べる。呼吸を観察する際は顔色や口唇の色もあわせて観察し、チアノーゼなどを起こしていないかも確認する。

　また、乳児は主に腹式呼吸を行っているため胸の動きが少ないので、腹部や胸部に軽く手を当てて実際の上下運動を手で感じながら測定してもよい。特に乳幼児突然死症候群（SIDS）の早期発見のため、睡眠中の呼吸観察は重要である※5。幼児に呼吸測定を意識させると正しく観察できないことがあるので、寝ているときか、玩具などで気をそらせる工夫が必要である。

※4　喘鳴
医学用語で、離れていても聞くことができる呼吸の雑音のこと。

※5　乳幼児突然死症候群については、第3章末コラムも参照。

(3) 脈拍の観察

　脈拍は皮下の浅いところを走っている動脈（図2-6）で触知し、数、リズム、強さなどを調べる。通常、橈骨動脈か頸動脈で触れるが、触れにくいときは、上腕動脈または大腿動脈などを用いる。動脈に第2・3・4指の指尖部を血管の走行に沿って軽く当て、1分間測定する。

　1回の心拍出量が少ない幼少の子どもは脈拍数が多い（表2-3）。リズムが不規則な場合は医療機関の受診を勧める。

　なお、授乳直後や泣いているときは脈拍数が多くなるため、寝ているときかしばらく安静な

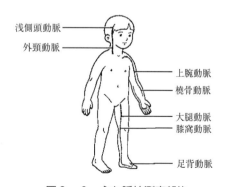

図2-6　主な脈拍測定部位

出典：平孝臣他編『わかるバイタルサインAtoZ』学習研究社　2000年　p.232

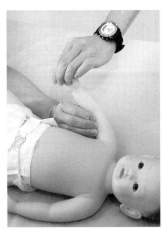 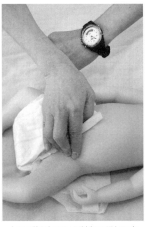 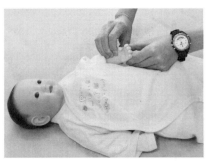

上腕動脈での脈拍の測り方　　大腿動脈での脈拍の測り方　　橈骨動脈での脈拍の測り方

状態にしてから測定する。

(4) 血圧の観察

　血圧とは血液が血管内を流れる際に動脈壁を押しつける圧力であり、これには収縮期血圧（最高血圧）と拡張期血圧（最低血圧）がある。乳幼児の収縮期血圧は100mmHg程度と言われ、成人に比べて低い（表2-3）。

　血圧の測定時に腕に巻くマンシェット（駆血帯）の幅は、年齢や腕の長さや太さによって異なるため、一般的に保育所や幼稚園では血圧の測定はしないが、出血、脱水、やけどなどの重症度が高い場合や、脈を観察して触れにくい場合には、血圧の低下を疑い、できる限り測定する。

3 ── 児童虐待早期発見のための健康観察

　保育者は、子どもと長時間接するため、着替え、食事、排泄などの観察を通して身体や服装の異常を発見しやすい。また、保護者と子どものかかわりを日々観察できるので児童虐待を早期に発見することができる立場にある。「児童虐待の防止等に関する法律」（以下「児童虐待防止法」）では児童の福祉に職務上関係のある者は、児童虐待の早期発見に努めなければならないとされ、また、保育所保育指針でも、「子どもの心身の状態等を観察し、不適切な養育の兆候が見られる場合には、市町村や関係機関と連携し（中略）適切な対応を図ること。また、虐待が疑われる場合には、速やかに市町村又は児童相談所に通告し、適切な対応を図ること」と規定されている。

　日々の観察を通して、児童虐待を受けたと思われる児童を発見した場合は、

表2-4　虐待に至るおそれのある要因・虐待のリスクとして留意すべき点

1．保護者側のリスク要因 ・妊娠そのものを受容することが困難（望まない妊娠） ・若年の妊娠 ・子どもへの愛着形成が十分に行われていない。（妊娠中に早産等何らかの問題が発生したことで胎児への受容に影響がある。子どもの長期入院など。） ・マタニティーブルーズや産後うつ病等精神的に不安定な状況 ・性格が攻撃的・衝動的、あるいはパーソナリティの障害 ・精神障害、知的障害、慢性疾患、アルコール依存、薬物依存等 ・保護者の被虐待経験 ・育児に対する不安（保護者が未熟等）、育児の知識や技術の不足 ・体罰容認などの暴力への親和性 ・特異な育児観、脅迫的な育児、子どもの発達を無視した過度な要求　等
2．子ども側のリスク要因 ・乳児期の子ども　　・未熟児　　・障害児　　・多胎児 ・保護者にとって何らかの育てにくさを持っている子ども　等
3．養育環境のリスク要因 ・経済的に不安定な家庭 ・親族や地域社会から孤立した家庭 ・未婚を含むひとり親家庭 ・内縁者や同居人がいる家庭 ・子連れの再婚家庭 ・転居を繰り返す家庭 ・保護者の不安定な就労や転職の繰り返し ・夫婦間不和、配偶者からの暴力（DV）等不安定な状況にある家庭　等
4．その他虐待のリスクが高いと想定される場合 ・妊娠の届出が遅い、母子健康手帳未交付、妊婦健康診査未受診、乳幼児健康診査未受診 ・飛び込み出産、医師や助産師の立ち会いがない自宅等での分娩 ・きょうだいへの虐待歴 ・関係機関からの支援の拒否　等

出典：厚生労働省「子ども虐待対応の手引き」2013年　p.29

速やかに、市町村、都道府県の設置する福祉事務所もしくは児童相談所に通告しなければならない。これらの通告は児童委員を通して行うこともできる。また通告や相談は、児童福祉法などによる守秘義務の遵守の違反にはならない（児童虐待防止法第6条各項）。

　園では児童虐待を早期発見するために、表2-4に示された点を意識しながら観察する。しかし、1つの観察項目だけを取り上げるのではなく、発育状態、保護者との関係（甘えているか、緊張していないか、視線をよくあわせるかなど）、登園が規則的かなどもあわせて観察する。通告した後は、児童相談所などの専門機関と連携し、アドバイスを受けながら保育を進めていくとよい。

第3節 ● 連絡帳や個人健康記録票などの活用

　園では、定期的な健康診断や身体測定の結果とともに、毎日の子どもの行動や健康状態を連絡帳や個人健康記録票[※6]などに記録しておく。このことは、子どもの継続的な発育・発達の様子や、効果的な健康管理を行うために必要である。

　長時間の保育により、子どもの急な健康状態の変化や、はじめての寝返りや歩行などの成長の瞬間に立ち会うことができない可能性のある保護者にとって、園や保育者が毎日どのように過ごしているかという様子を伝えてくれる連絡帳や、健康記録などに書かれている成長記録、健康観察などの日々の報告は貴重なものである。

　このような記録は園で個人情報保護法に基づいた管理を行い、保護者や嘱託医・園医との間で必要に応じて慎重にやりとりすることで、園、保護者、嘱託医・園医の三者が共通理解のなかで連携をとることができる。また、園での子どもの様子を保護者に伝えることだけではなく、家庭での子どもの様子を知り、疾病等の早期発見と健康の増進につながると考えられる。

　園での子どもの様子で気になることがあれば、些細なことでも保護者に伝えるようにし、健康状態に関する情報を共有するとよい。

※6　個人健康記録票
「乳幼児保健票」「乳幼児健康調査票」などともいい、健康診断や身体測定の結果とともに、既往歴や予防接種歴、かかりつけ医や入園にあたり、健康上心配なことなどを記載しておく管理票。園によってはこれらを使用していないところもある。

第4節 ● 発育の観察

1 ── 発育・発達とは

　子どもの体が形態的に大きくなることを発育あるいは成長といい、精神・運動機能など機能面での成熟を発達という。大人と異なる子どもの大きな特徴は発育・発達途上であるという点である。

　発育・発達の原則としては、次の3つがある。

❶子どもは大人の縮小（ミニチュア）ではない。形態的な面では、たとえば子どもは頭部の大きさが身長に占める割合が大きい（図2－7）。機能的な面でも未熟であり、単に大人を小さくした存在ではない。

❷発育・発達のスピードは身体各部で一定ではなく、組織、器官によって異

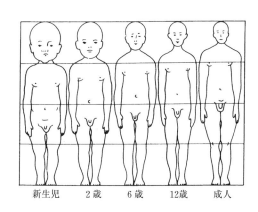

図2-7　頭部と身長との比較（Robinsonsら）

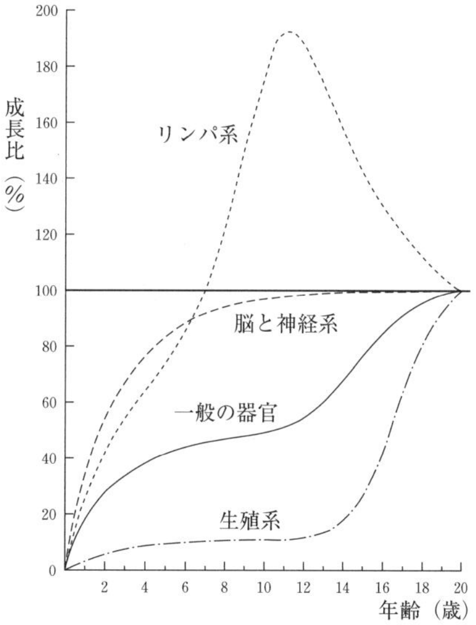

図2-8　スキャモンの発育曲線

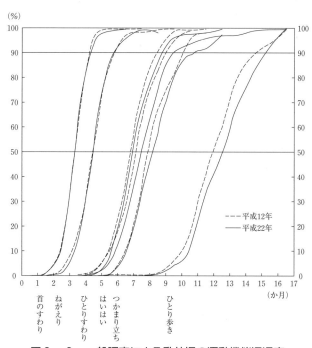

図2-9　一般調査による乳幼児の運動機能通過率
出典：厚生労働省「平成22年乳幼児身体発育調査」より作成
（補正あり）

なる（図2-8）。また、発育・発達には決定的な時期（臨界期／感受期）がある。たとえば、乳幼児期は神経系の発育・発達が急速に進むので、特に神経系に関する適切な働きかけが必要である。この時期をのがすと発育・発達が不可能あるいは困難になることがある。

❸発育・発達は連続して起こっており、遺伝的にプログラムされた順序や方向性がある。しかし個人差はとても大きい。乳児期の運動機能の発達では、「首のすわり→ねがえり→ひとりすわり→はいはい→つかまり立ち→ひとり歩き」という順序性があるが、できるようになる時期をみると個人差が大きいことがわかる（図2－9）。

2 ── 発育の観察と評価の意義

(1) 身体発育に影響を及ぼす要因

健康栄養状態のほかに、以下のような要因が身体発育に影響を及ぼすと言われている。

①先天的な要因として性や人種、遺伝がある。

②妊娠中、胎児に異常を生じさせる可能性がある要因として、近親婚、20歳未満および35歳以上の妊娠、重篤な妊娠中毒症、妊娠中の重労働・喫煙・飲酒・薬物服用・風疹罹患・X線照射などがある。

③年次推移として平均出生体重の減少傾向に伴う2歳以下の体重減少傾向がある[※7]。

④地域差として、日本の北に位置する地域でやや大きく、南西に位置する地域でやや小さい傾向がある。

⑤家庭の経済的条件、保健知識や健康に対する意識など社会経済的要因が良好であると身体発育も良好という傾向がある。

(2) 身体発育の評価における留意点

発育・発達は個人差が大きいので、一時点のみで判断することなく、長い目で総合的にみる必要がある。また、発育・発達の過程にみられる偏りを心配しすぎないようにする。さまざまな評価法の使い方を知り、保育者は保護者に対して説明できるようにしたい。また、肥満や低身長などが差別やいじめにつながらないように配慮する必要がある。

一方で疾病や障害、および虐待などによる栄養不足や精神的な問題などを早期発見することは重要である。保育者は計測値のみではなく、日常の健康観察なども考慮した注意深い経過観察から総合的に判断するが、その結果、医療機関に相談し、精密検査を行うよう保護者へ勧める場合もある。たとえば「成長ホルモン分泌不全性低身長症」などは、早期に発見し、治療を開始することが望まれている。

※7　平均出生体重の減少傾向は、背景にまず医療技術の進歩（低出生体重児の生存率の向上）があるが、近年、妊娠中の体重増加抑制をしすぎたことも関係していると言われており、「胎児発育曲線」が活用されるようになってきた。

3 ── 身体測定と評価の方法

　数値から客観的に発育の経過を把握するために身体計測を行う。体重と身長からは体全体、頭囲からは脳など中枢神経系、胸囲と座高からは臓器など体幹部の発育の様子を知ることができる。誰が測定してもほぼ同じ値が得られるよう誤差を最小限にすることと、簡便で実用的であるということを考慮して手順が決められている。保育者は、正しい方法で正確に測定することが求められる。計測値が通常の値とかなり異なる場合は、もう一度計りなおして間違いがないことを確認する必要がある。計測値を調査票に記入するときは、計測者が目盛りを読み、記入者はその値を復唱しながら記入するとよい。

(1) 体重・身長の測定

体重の測定

　体重測定は哺乳量・栄養状態、発育の様子や健康状態を知るために重要である。一般的に出生直後のみ生理的な体重減少（新生児生理的体重減少）[※8] がみられるが、乳幼児期は体重が増えていく。急性の病気などで体調が悪いときに一時的な減少があっても、通常は体調が回復すればもとの体重に戻る。

　慢性疾患の場合は体重増加不良になることが多いので、長期的な体重の増減から病気の早期発見やその経過を知ることができる。症状の急激な変化による体重減少の場合は特に注意する。

　乳幼児期では体重増加が多すぎることよりは少ないことのほうがより問題となる。ただ、肥満傾向の子どもは学童期に増加するので、肥満予防の観点から幼児期の生活習慣についても注意する必要がある。なお、一般的に日本では幼児期以降の体重増加は春夏に少なく、秋冬に多いという季節変動があるが、特に夏休みの体重増加は肥満につながりやすいという報告もある。

　体重計測値は哺乳、食事、水分摂取、排泄、発汗などにより1日のなかでも変化が大きいので、体重の測定にあたっては授乳飲食、入浴、運動などの直後は避けて、同じ時間に一定の条件下で行うように注意する。

　体重測定の間隔は、生後1か月までは週2回程度測定するが、その後回数を減らし、1歳以降は月1回程度行う（表2－5）。

身長の測定

　身長は体重に比べると短期的な増加が少ないので、長期的な発育の様子を知る手がかりとなる。

　身長で問題となるのは、病的な低身長であり、一般的には、乳幼児身体発育曲線の3パーセンタイル値未満、または標準身長に比べて2倍以上標準偏

※8　**新生児生理的体重減少**
生後2日から5日頃、出生時体重の3％から10％（約100〜300g）の体重減少がみられる。哺乳量に比べて呼気、皮膚からの水分喪失、尿や胎便などの水分排泄量が多いことが原因である。生後7日ほどで出生体重に戻る。

【乳児の体重測定の手順】

測定方法	留意点
①寒くないように室温を調節しておく。 ②10g単位以内のデジタル式体重計か分銅式台秤を水平で固い場所に置き、事前に目盛りのくるいを調整しておく。布か薄手のタオルを敷いて、0（ゼロ）あわせをする。 ③全裸で体重計に仰向けか座位で乗せる。おむつをして測定するときはその重量を差し引く。 ④10g単位まで数値を読む。 乳児の体重の測り方	・泣き暴れて測定しにくいときは、乳児が一瞬力を抜く瞬間を見計らう。

【幼児の体重測定の手順】

測定方法	留意点
①寒くないように室温を調節しておく。また、排尿・排便は済ませておく。 ②水平で固い床に体重計を置き、事前に目盛りのくるいを調整しておく。0（ゼロ）あわせをする。 ③衣服を脱ぎ、裸足で測定盤の中央に両足を乗せ、まっすぐ前を向いて立たせる。 ④10g単位まで数値を読む。	・手を触れさせないように注意する。 ・動かないように言う。

表2-5　体重の測定間隔

生後1か月まで	1か月～6か月	6か月～1歳	1歳以降
週2回	週1回	2週に1回	月1回

表2-6　体重増加のめやす

出生時	3か月	1歳	2歳～2歳半	3～4歳	6歳
3kg	6kg	9kg	12kg	15kg	20kg
＊	（2倍）	（3倍）	（4倍）	（5倍）	

＊：出生時の体重を1としたときの倍数で表している

表2-7　乳児期の1日体重増加量のめやす

月齢	1か月未満	1～3か月	3～6か月	6～9か月	9～12か月
1日の増加量(g)	40～35	30～25	20	10	8

【2歳未満の乳幼児の身長測定の手順】

測定方法	留意点
①寒くないように室温を調節しておく。 ②水平で固い場所に身長計を置く。台板と直角で、移動板がなめらかに動くか確認する。 ③身長計の固定板を頭側、移動板を足側にして、全裸で仰向けに寝かせる。 ④頭側の測定者は頭頂部を固定板につけ、横から見て眼と耳を結んだ線が台板と垂直になるように頭の位置を調整する。調整した状態を保って動かないように両手で頭を押さえる。 ⑤足側の測定者は片手で両膝を軽く台板に押さえ、もう一方の手で足の裏が台板と垂直になるように移動板を当てる。 ⑥１mm単位まで数値を読む。 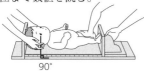 身長の測り方（2歳未満の乳幼児）	・測定は二人で行う。 ・乳児の足は自然にM字型に曲がっているのであまり無理に膝を伸ばしすぎないように注意する。

【2歳以上の幼児の身長測定の手順】

測定方法	留意点
①寒くないように室温を調節しておく。 ②水平で固い床に身長計を置く。尺柱と直角で可動水平板がなめらかに動くか確認する。 ③裸足で測定盤に乗り、かかとをぴったりつくように合わせ、足先は30度位にやや開いた状態で両足を乗せる。 ④かかと・お尻・胸背中が一直線に尺柱に接するようにまっすぐ前を向いて立たせる。両手は手のひらを内側にして体側に沿わせて自然に下ろす。 ⑤横から見て眼と耳を結んだ線が尺注と垂直になるように少し顎をひくなどして調整する。 ⑥可動水平板を頭頂部に軽く当てる。2、3回上下させて同じ値になるか確認する。 ⑦１mm単位まで数値を読む。	・後頭部で髪をしばったりまとめたりしている場合はほどいておく（登園前に、保護者にも協力を求めるとよい）。 ・膝が曲がったり腰を反らせたり胸を張ったりせず、お腹をひくようにするとよい。 ・後頭部は必ずしも尺柱につかないので強く押しつけない。 ・測定者の目の高さを目盛りの位置にあわせて読む。

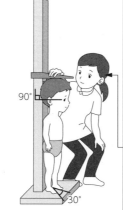

身長の測り方（2歳以上の幼児）

表2-8　身長の測定間隔

乳児期	幼児期
月1回	1〜3か月に1回

表2-9　身長増加のめやす

出生時	1歳	4歳
50cm	75cm	100cm
＊	(1.5倍)	(2倍)

＊：出生時の身長を1としたときの倍数で表している

差が低い場合に低身長を疑って受診を勧める。成長ホルモン投与による効果が期待できる病気もあるので早期発見が重要である。

(2) 体重・身長の測定結果の評価

発育・栄養状態および肥満ややせの早期発見のために、体重と身長の2つの計測値のバランスから体格を評価する。

一時的な急性疾患の場合を除き、やせは消化器疾患や免疫不全症などの慢性疾患、および心因や児童虐待による場合も考えられるので注意が必要である。肥満は運動能力の低下や生活習慣病の誘因となる可能性がある。

乳幼児身体発育曲線

厚生労働省は、乳幼児保健指導の改善を目的として、10年ごとに全国の乳幼児を対象とした乳幼児身体発育調査を行っている。この調査では、乳幼児の身長、体重、頭囲及び胸囲などを計測するとともに、乳幼児の栄養方法、運動・言語発達なども併せて調査しており、乳幼児の身体発育や栄養状態の評価、医学的診断に活用されている。近年では、2010（平成22）年に調査が行われた[※9]。

さらに、この調査での計測結果をもとに「乳幼児身体発育曲線」が作成されている（図2-10）。この曲線はパーセンタイル曲線などとも呼ばれ、乳幼児の身体測定値の分布がパーセンタイル値によって表されている。

パーセンタイル値とは小さい方から数えて何パーセント目にあたる子どもの数値という意味である。たとえば身長が3パーセンタイル曲線上にある場合、背の低い順に100人1列に並んだとき、前から3人目の子どもの値ということである。

現代の保護者は子育てに不安を感じている傾向が強い。そこで、保護者に必要以上の不安を与えることを防ぐために、現在の母子健康手帳などに掲載されている乳幼児身体発育曲線では、3パーセンタイル曲線と97パーセンタイル曲線の表示のみにしている[※10]。全国のうち6パーセントの数の子どもは必ずこの範囲に入らない。つまり、それがそのまま異常をあらわすものではない。ただし、3パーセンタイル値未満と97パーセンタイル値より大きいも

※9　2010（平成22）年調査に基づく値は、母子健康手帳の記入方法の指導や、母子健康手帳を用いた保健栄養指導の際に用いる。しかし、集団の長期的評価や医学的な判断では、体格標準値として2000（同22）年調査に基づく値を用いることとなっている。

※10　全体の94％の乳幼児の値が入る範囲を網掛で表示している。母子健康手帳に掲載されている図については巻末資料編を参照。

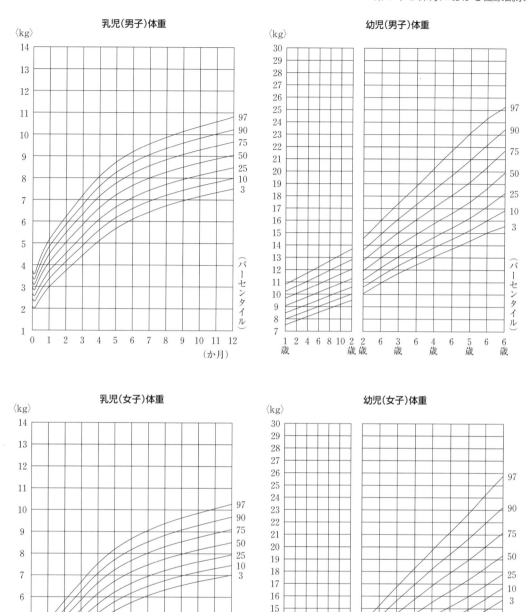

図2－10　乳幼児身体発育曲線（平成22年調査）

出典：厚生労働省「平成22年乳幼児身体発育調査報告書」2011年　pp.13－14を一部改変

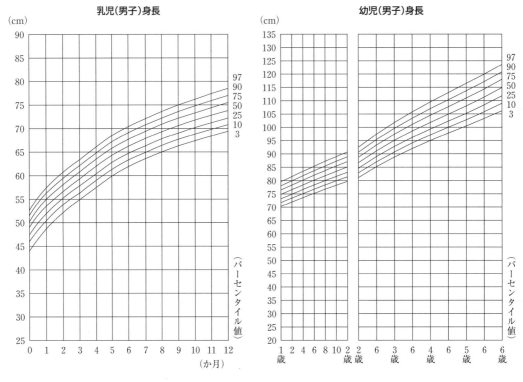

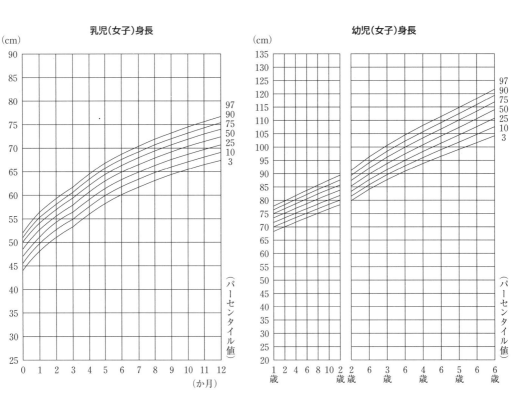

のに対してはその他の健康状態などとあわせて検討した上で、病的な要因によるものではないかどうか注意深く経過観察する必要がある。

パーセンタイル曲線を用いた評価では、一時点におけるその子どもの全体のなかでの大きさをみるだけではなく、発育の経過をみることが重要である。実際の計測値を図に描き入れて線を結んだときに、パーセンタイル曲線の形状におおよそ沿った進み具合であるか、すなわち曲線の形状に比べて極端に右肩上がりや右肩下がりでないかどうかをみる。このときに、どの位置をスタート地点として推移しているかも考慮する。小さい子どもの増加が多めで、大きい子どもの増加が少なめの場合は、その推移が極端でなく徐々に中央値に近づくようであれば問題がないことが多い。逆に大きい子どもの増加が多く、小さい子どもの増加が少ない場合は肥満・やせおよび疾患、また不適切な養育の疑いがあるので原因を調べる必要がある。また、急性疾患など原因

＋30％以上	太りすぎ	−15％超＋15％未満	ふつう
＋20％以上＋30％未満	やや太りすぎ	−20％超−15％以下	やせ
＋15％以上＋20％未満	太りぎみ	−20％以下	やせすぎ

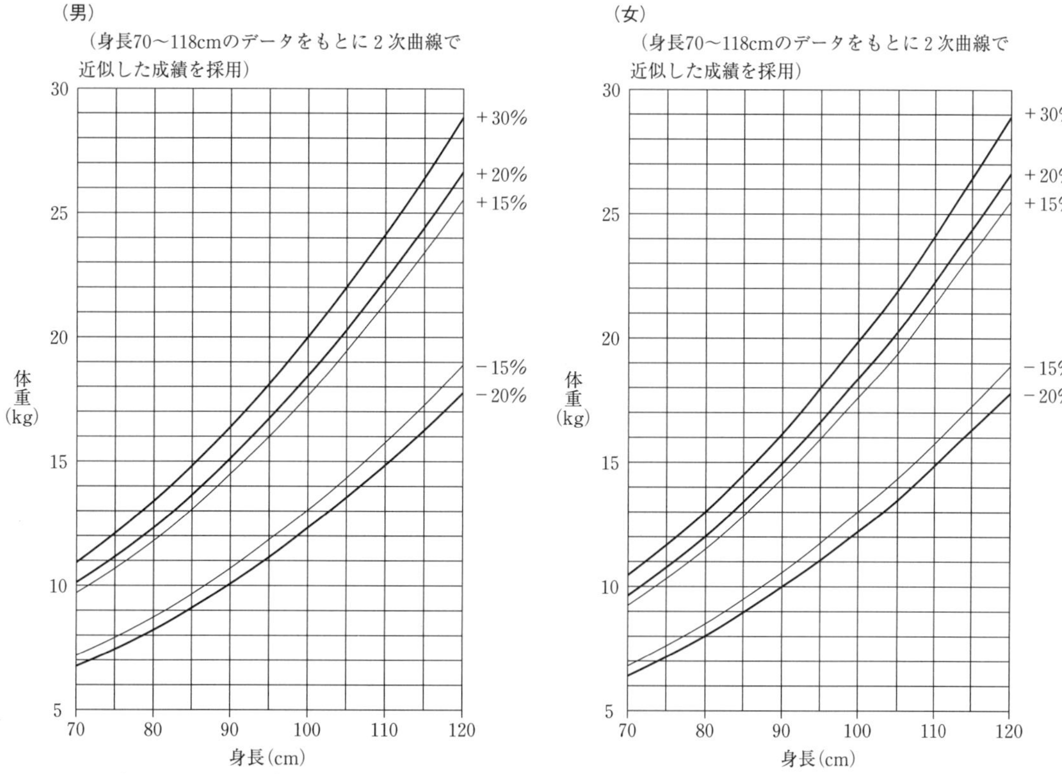
（男）
（身長70～118cmのデータをもとに２次曲線で近似した成績を採用）
（女）
（身長70～118cmのデータをもとに２次曲線で近似した成績を採用）
体重(kg)
身長(cm)
＋30％
＋20％
＋15％
−15％
−20％
30
25
20
15
10
5
70
80
90
100
110
120

近似式：Y＝0.002226X^2 −0.1471X＋7.8033　　近似式：Y＝0.002091X^2 −0.1139X＋5.7453

図２−11　幼児の身長体重曲線

出典：厚生労働省「平成22年乳幼児身体発育調査」より作成

が明瞭で一時的なものを除いて、発育の停滞や減少は最も問題となる。

身長体重曲線

母子健康手帳には、幼児の男女別身長体重曲線も掲載されている（図2－11参照）。体重と身長が交差する点を確認することで肥満度がわかる。身長別標準値に比べて体重がどのくらい多いか少ないかが一目でわかるので便利である。

カウプ指数

生後3か月以降の乳幼児に用いられる体格指数であるが、身長に影響を受けやすいため、現在は身長体重曲線の方がよく使われている。

体重(g)÷身長(cm)²×10

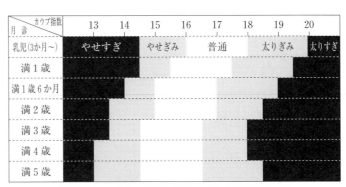

図2－12　カウプ指数の出し方と年齢別肥満度

(3) 胸囲・頭囲等の測定

胸囲の測定

運動機能の発達とともに体つきが引きしまってくる1歳頃、胸囲の計測値が多少減少する場合がある。胸囲計測値から病気が発見されることは少ないため、年齢が上がると胸囲の計測を省略する場合もある。

【乳幼児の胸囲測定の手順】

測定方法	留意点
①寒くないように室温を調整しておく。布製の巻尺を用意する。 ②上半身の衣服を脱がせ、2歳未満の乳幼児は仰向けに寝かせ、2歳以上の幼児は立位で測定する。 ③両腕を軽く横に開かせ、巻尺を肩甲骨の真下へ通るように背中にまわして、水平になるように調整して前へもってきて、腕を下ろさせる。 ④胸の前は乳頭の真上を通るようにして、皮膚の上にぴったり軽く沿わせて中央で交差させる。 ⑤自然な呼吸の呼気と吸気の中間で1mm単位まで数値を読む。	・金属製の巻尺は用いない。 ・巻尺は強くしめつけず、皮膚面からずり落ちない程度とする。 ・泣いているときは避ける。 ・胸に力が入っている場合は話しかけるなどしてリラックスさせる。

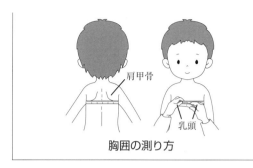
胸囲の測り方

表2-10 胸囲増加のめやす

出生時	1歳
32〜33cm	46cm

頭囲の測定

　脳の発育・発達を反映する。乳幼児期は脳神経系の発育が急激に進むので、頭囲の異常は他の時期と比べて頻度が高く、特に乳児では重要な計測項目となる。1歳半頃閉鎖する大泉門の大きさとあわせて評価する。小頭症や脳性まひなどの場合、頭囲が小さく大泉門閉鎖が早い。水頭症や脳腫瘍などの場合、頭囲が大きく大泉門閉鎖が遅れる。

　胸囲と頭囲を比較すると、出生時は胸囲よりも頭囲のほうがやや大きく、6か月から1歳でほぼ同じ値となり、その後胸囲が頭囲を上回る。

【乳幼児の頭囲測定の手順】

測定方法	留意点
①2歳未満の乳幼児は仰向けに寝かせ、2歳以上幼児は座らせるか立たせる。 ②後頭部の一番突き出たところに巻尺を当て、左右が同じ高さになるように水平を保って前へもってくる。 ③眉の直上で、はちまきをするように交差させる。 ④1mm単位まで数値を読む。	・金属製の巻尺は用いない。 ・泣き暴れる場合は抱いた状態でもよい。 ・額の最突出部ではない。 ・髪の毛はすべりやすいので、ずれないように注意する。

頭囲の測り方

表2-11　頭囲増加のめやす

出生時	1歳
33～35cm	45～46cm

座高の測定

　座高は臓器の発育・発達の様子や足と背骨の伸びをみるために測定されていた。現在、座高測定は義務付けられていないのでほとんど実施されていないが、机や椅子の高さを決める目的で測定を行っている園もある。

第5節 ● 生理、感覚、運動、精神機能などの発達の観察と評価

1 ── 生理機能

(1) **体温・呼吸・脈拍**

　乳児の体温は幼児期以降よりも少し高めで変動も大きい。低体温の子どもが増えてきているという報告もあるが、一般的に子どもは大人よりも平熱がやや高めの傾向があり、乳児では、37℃前半は微熱の場合と平熱の場合が混在する。したがって一人ひとり子どもの平熱を知っておくことは重要である。同じ条件、同じ時間帯で数日から1週間測定して平均値を求め平熱の値とする。

　心肺機能が発達途上である子どもは大人に比べて呼吸数、脈拍数とも回数が多い。正常値が新生児では成人の2倍ほどにもなる。

(2) **歯と食事**

　歯の生える時期の目安は、乳歯は生後6か月から8か月で生えはじめ、2歳から3歳で20本が生えそろう。永久歯は6歳から7歳で生えはじめ、全部で32本あるが、一番奥の第3大臼歯（親知らず）は生えない場合もある。

　乳歯の虫歯は永久歯の歯並びにも悪影響をおよぼす。生えそろうまでや生え変わりの時期では歯みがきが難しく虫歯になりやすいので、必ず仕上げみがきを行って予防に努める。その際、歯の生え方、形、色、歯肉についてもチェックする。乳歯は永久歯に比べてエナメル質がうすいので虫歯の進行が速い。予防が最も大切だが、虫歯になったら早期発見して早めの治療を心が

表2−12　食べる機能の発達のめやす

5～6か月	なめらかにすりつぶした状態の離乳食を食べはじめる。
7～8か月	離乳食は舌でつぶせる固さとなる（1日2回）。
9～11か月	離乳食は歯ぐきでつぶせる固さとなる（1日3回）。 食物に手をのばし自分で食べようとする。 コップで飲む練習をはじめる。
1歳	離乳の完了（～1歳6か月頃）：形のあるものを歯ぐきで嚙みつぶす。 手づかみ食べからはじめる。スプーンを使う練習をはじめる。
1歳6か月	自分でコップを持って水を飲む。 ゆっくり味わいながらよく嚙むことを意識させる。 3食で食べられない量は時間を決めておやつで補う。
2歳	スプーンを使って自分で食べる。 歯みがきの練習をはじめる。
3歳	よく嚙んで食べる。 歯みがきをする。
4歳	食べ物の好き嫌いをなくす。 歯みがき、口すすぎをする。
5歳	家族と一緒に食事を楽しむ。
6歳	6歳臼歯（第一大臼歯）が生える。

出典：堤ちはる「『授乳・離乳の支援ガイド』について」『乳幼児期の食育～食育の観点から子育て支援を考える～』小児保健シリーズ　No.61　2007年9月　p.7

ける。

　また、食べる機能の発達にあわせて食具と食事を用意する（表2−12）。

(3) 排泄機能

　新生児から乳児では反射によって排泄が起こっており、便意や尿意を感じないので自分でコントロールすることは不可能である。大脳の発達によって排便や排尿の抑制機能が働くようになる。排泄の自立は2、3歳からであり、自覚しやすいことや回数が少ないことから排尿よりも排便の方が早い傾向がある。排泄の自立は個人差が大きく、季節や家庭環境にも左右される。また、環境の変化による後戻り現象もよくみられるのであせらず気長に対応する。

　尿量は抗利尿ホルモン[※11]の分泌量によって調節されている。水分摂取が多いときは分泌量が減って尿量が増え、水分摂取が少ないときは分泌量が増えて尿量が減る。就寝後は分泌量が増えて尿量が減るのだが、夜尿防止の目的で排泄のために起こすと分泌量が減ってしまう。つまり、これは生理的にみると正しい対応とはいえないので、夜尿が心理的な苦痛を伴うなど本人の希望がある場合以外は避ける。夜尿は4歳頃になると回数が減ってくるが、小学校期以降にも頻繁に夜尿が起こるようであれば、膀胱が小さいなど機能的

※11　**抗利尿ホルモン**
利尿をおさえるホルモン。

表2-13 一日の排尿回数のめやす

乳児	幼児	成人
20回以上	10〜15回	6〜7回

表2-14 一日の尿量のめやす　　　　　（単位：mℓ）

新生児	乳児	幼児	学童	成人
50〜300	350〜550	500〜1000	800〜1400	600〜1800

な問題がある場合もあるので、医療機関に相談する。

　排泄の自立は幼児期の重要課題の1つであるが、早い遅いがあっても機能的な異常がなければいつか必ず成功する。生理的な発達と深い関係があることを保護者に伝え、子どもの精神的な負担にならないように配慮する。一方で、近年、排泄の自立が遅れる傾向があるため、保護者への適切な働きかけも必要である。

(4) 睡眠

　新生児は昼夜の区別なく一日中寝たり起きたりしている「多相性睡眠」である。3か月から4か月で昼夜の区別ができ、1歳から2歳では夜の睡眠に加えて午睡を1回とる「二相性睡眠」、5歳から6歳以降では午睡がない「単相性睡眠」となる。子どもの身体発育や脳の発達にとって、睡眠は非常に重要であることを保護者に伝え、現代の夜型生活の影響を与えないようにする。

　睡眠には、眼球運動がみられ夢をみる、浅い眠りの「レム睡眠」と、深い眠りの「ノンレム睡眠」がある。乳幼児期では成人に比べてレム睡眠の割合が多い[12]。

※12　睡眠については第3章第2節も参照。

2 ── 感覚機能

(1) 視覚

　新生児でも光刺激に対しての反応はみられるが、視覚情報を処理する大脳の発達に伴って視覚が発達する。

表2-15 視覚の発達のめやす

新生児期	光刺激に対する反応
1〜2か月	追視（水平方向）
3〜4か月	追視（垂直方向）
6週〜5、6か月	固視（ものを見つめる）
3歳	赤・青・黄・緑色の識別

表2-16 視力のめやす

1か月	6か月	1〜2歳	3〜6歳
0.01〜0.02	0.1〜0.2	0.2〜0.5	0.6〜1.0

視覚の異常がないか、発達過程で以下のような項目を日常生活のなかで調べる。

- 目つきや目の動き
- 瞳が白く見えたり、黄緑色に光って見えたりしないか
- 極端にまぶしがることがないか
- 目を細めて、あるいは極端に近づいて見たりしないか
- 首を傾けて見ていないか
- 斜視がないか
- 色の見え方や使い方に気になることはないか

さらに、視力異常の早期発見・早期治療が重要視されるようになり、3歳児健診に視力検査が導入されている。まずは、ランドルト環を用いた検査方法を子どもが理解できるように練習する。また、学童期での色覚検査が再び任意で行われるようになったことを踏まえ、色覚異常についても配慮する。

●○● コラム ●○●

3歳児に視力検査は可能か　〜検査キット紹介〜

髙橋ひとみ監、かしわらあきおイラスト・デザイン
3歳からの「たべたのだあれ？」視力検査キット
（フレーベル館　2015年発売）

幼児に対して初めてランドルト環を用いた視力検査を行う際には、まず答え方を練習する必要がある（正しく答えられなければ、本当に見えているのか、見えていないのかを判断できない）。

こちらは、視力検査で用いられるランドルト環をドーナツに見立てた、低年齢児から使える検査キットである。かわいい動物がドーナツを食べるお話で構成された絵本が付属されており、3歳の子どもでも楽しく、そしてわかりやすく視力検査を行うことができる。

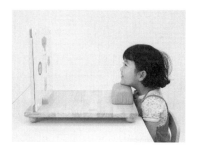

(2) 聴覚

胎児も音刺激に反応することが知られている。新生児では音刺激によるモロー反射によって聴覚の異常がないかを確認する。

聴覚の異常がないか、発達過程で以下のような項目を日常生活のなかで調べる。

- ・物音・話し声・音楽などに反応するか
- ・左右の聞こえ方は同じか
- ・発声や言葉が出るか
- ・言葉を理解して行動しているか

なお、新生児期にスクリーニングテストとして脳性脳幹反応検査があり、また、乳児期には、音刺激によるモロー反射によって聴覚の異常がないかを確認することもできる。

表2-17 聴覚の発達のめやす

1か月頃	大きな音にビクッと手足を伸ばしたり泣き出したりする
2か月頃	大きな音に対して動作を中止する
3か月頃	見えない方向から声をかけると声のする方を見ようとする
4か月頃	両親の声を区別する
6か月頃	テレビやラジオの音がすると、すぐそちらを見る
9か月頃	そっと近づいてささやき声で呼びかけると振り向く
1歳半頃	後ろから名前を呼ぶと振り向く

(3) 嗅覚・味覚

嗅覚では、新生児期から母親の匂いをかぎわけるなど匂いに反応する。

味覚については、新生児期から甘味を好み、苦味・酸味を嫌う。幼児期の味覚については大人よりも優れている可能性もあり、この頃の食事の内容が生涯の食生活にも大きな影響を及ぼすと考えられる。濃い味付けや人工的な調味料の味ばかりではなく、自然の味をたくさん知って味覚を育てる。

(4) 皮膚感覚

痛覚・温度覚・圧覚などは危険回避のためにも出生時からすでに存在する。口唇や手掌は敏感で触覚は特に発達していると考えられる。スキンシップは情緒が安定し、親の養育態度にも影響を及ぼすなど発育・発達への効果が期待される。

3 ── 運動機能

　乳幼児期の運動機能の発達は神経系の発達と深い関係がある。全身の大きな動きである粗大運動のはじまりとして原始反射（表2-18）があり、新生児期から乳児期では自分の意志とは無関係に反射的に起こる動作がみられる。自分の意志で動く随意運動の発達のためには原始反射が適切な時期に消失することも重要である。

　手指の運動などの微細運動の発達では、まず5か月頃から大きめのものを「つかむ」ことができるようになり、その後10～12か月頃にはさらに細かい動きとして親指と人さし指で「つまむ」ことが可能となる（表2-19）。このような微細運動では見たものに対して手をのばすという手と目の協調や空間認知能力が必要となる。

4 ── 精神機能

　乳幼児期は脳神経系がめざましく発達する時期である。大脳は出生前に細胞増加が著しく、出生後は神経細胞の数が増加するのではなく、細胞が大きくなって複雑な信号を伝えることができるようになることや、髄鞘[※13]形成により信号の伝わるスピードが速くなったりすることで発達する。小脳は出生後に神経細胞が増加する。

　脳神経系が著しく発達する乳幼児期の環境や刺激は重要である。

　乳児期の「人見知り」は親と他人を区別する記憶力の発達による。4歳から5歳頃からの記憶は一生覚えていることもある（表2-20参照）。

※13　髄鞘
神経細胞から出る、有髄神経線維（軸索）のまわりに形成される絶縁物質で、管状の被膜となっている。

表2-18　原始反射の例

哺乳反射 （5～6か月頃減弱、1歳頃消失）	「口唇追いかけ反射」 　口のまわりを触れるとその方向に口を開け乳首を探す。 「捕捉反射」乳首を口にくわえる。 「吸啜反射」チュウチュウとお乳を吸う。 「嚥下反射」ゴックンと飲み込む。 これらの一連の原始反射をまとめて「哺乳反射」という。 空腹時に特によくみられる。
モロー反射 （4か月頃消失）	仰向けに寝た姿勢で頭部をそっと持ち上げ、急に頭を下げる、あるいは大きな音をたてると両手を広げて大きなボールを抱きかかえるようなポーズをする。
緊張性頸反射 （6か月頃消失）	仰向けに寝た状態で顔を左に向けると左の手足を伸ばし、右の手足は曲げる。右に向けると逆になる。生後1～2か月でよくみられる。
手掌把握反射 （4か月頃消失） 足指把握反射 （1歳頃消失）	手のひらあるいは足の裏に指を押し当てると強く握りしめる。
自動歩行 （5か月頃消失）	わきの下を支えて立たせ、足の裏を地面につけて上半身を前傾させると、歩くように両足を交互に出す。

表2-19　運動機能の発達のめやす

1か月頃	裸にすると手足をよく動かす
3か月頃	首がすわる
6か月頃	寝返り・おすわり そばにあるおもちゃに手を伸ばしてつかむ
9か月頃	はいはい・つかまり立ち 指で小さいものをつまむ
1歳頃	つたい歩き 音楽にあわせて体を動かす
1歳半頃	ひとりで歩く 自分でコップをもって飲む
2歳頃	走る スプーンを使って自分で食べる
3歳頃	手を使わずにひとりで階段をのぼる クレヨンなどで丸をかく
4歳頃	階段を2、3段の高さから飛び降りる 片足でケンケンをしてとぶ 十字をかく・はさみを上手に使う 衣服の着脱
5歳頃	でんぐり返し
6歳頃	片足で5～10秒立っていられる 四角の形をかける

表2-20　精神機能の発達のめやす

3か月	あやすとよく笑う 「アーアー」「ブーブー」などの喃語を話す
6か月	話しかけるような声を出すことがある 言葉をまねようとする
9か月	機嫌よくひとり遊びができる 後追いをする 「ママ」など意味のある単語を話す
1歳	「バイバイ」「コンニチハ」などの身振りをする おいでなど簡単な言葉がわかる 遊ぶ相手をすると喜ぶ 愛情を感じる おもちゃの取り合いをする
1歳半	自我が強くなる
2歳	見立て遊びをする 身振りのまねをする 二語文を言う 嫉妬を感じる 第一次反抗期
2歳半	多語文を言う・語数300語以上
3歳	ごっこ遊びをする 遊び友達がいる 従属文・語数900語ほど さ行とら行の発音が不明瞭になることがある
4歳	友達とごっこ遊びをする 自分の経験を話すなど日常会話ができる
5歳	はっきりした発音で話をする 園での集団生活になじみ、楽しく過ごしている 動物や花をかわいがったり、他人を思いやる気持ちをもっている お話を読んであげると内容がわかる
6歳	自分の「前後」「左右」がわかる ひらがなの自分の名前を読み書きできる 約束やルールを守って遊べる

引用・参考文献

1）厚生労働省統計情報部「人口動態統計」
2）厚生労働省雇用均等・児童家庭局「平成22年乳幼児身体発育調査」
3）厚生労働省「乳幼児身体発育評価マニュアル」（平成23年度厚生労働科学研究費補助金）2012年
4）常陸大宮市「常陸大宮市母子健康手帳」
5）小林正子「乳幼児から思春期まで一貫した子どもの健康管理のための母子健康手帳の活用に関する研究」平成16年度厚生労働科学研究　子ども家庭総合研究事業
6）加藤則子・高石昌弘「乳幼児のカウプ指数」『小児保健研究』第51巻第4号　1992年　pp.560-563

7）大森世都子・高石昌弘「乳幼児の身長別体重平均値」『小児保健研究』第51巻第4号　1992年　pp.553－559
8）田中哲郎『教員に必要な子どもの健康知識　第二版　増補版』東山書房　2007年
9）加藤忠明『新・保育士養成講座　第5巻　小児保健　改訂1版』全国社会福祉協議会　2005年
10）『新保育士養成講座』編纂委員会編『新　保育士養成講座　第7巻　子どもの保健（改訂2版）』全国社会福祉協議会　2015年
11）湖崎克監、髙橋ひとみ『3歳からできる視力検査』自由企画・出版　2015年
12）髙橋ひとみ監『たべたのだあれ？』フレーベル館　2015年

●○● コラム ●○●

小さく産んで大きく育てる？　〜Barker説（DOHaD）とは〜

　妊婦の体重増加制限については、妊婦自身が産後の体型を気にしたり、助産師や産婦人科医が妊婦の体調管理の面から厳しく指導していた。また、出産の困難さの面からも「小さく産んで大きく育てる」ことが推奨されるような風潮もあった。しかし、これは大変な間違いであったことがようやく日本でも認識されるようになってきた。現在は以下の学説により、妊婦の体重増加を制限しすぎることに警鐘が鳴らされている。これは、「胎児発育曲線」が活用されるようになった背景にもなっている。

成人病（生活習慣病）胎児期発症（起源）説【Fetal Origins of Adult Disease：FOAD】
　「受精時、胎芽期、胎児期または乳幼児期に、低栄養または過栄養の環境に曝露されると、成人病（生活習慣病）の（遺伝）素因が形成され、その後の生活習慣の負荷により成人病（生活習慣病）が発症する」という説で、これは、イギリスのD. Barker先生が約20年前から疫学研究を元に提示してきたものである。
　FOAD説はその後、疾病および健康は胎生期を中心とした極めて初期にその素因が形成されるという「Developmental Origins of Health and Disease：DOHaD」学説に発展して、広く認識されるようになった。
　これはつまり、妊婦が体重制限をしすぎることが、子どもの将来の生活習慣病につながる恐れがあるということである。子どもの保健を考えるうえで、このような母親の影響もあることを保育者も心しておこう。

●○● 第2章　ワーク　●○●

Ⅰ．8か月の乳児の体温、脈拍、呼吸測定をしたところ、体温は37.2℃、脈拍は1分間に122回、呼吸は1分間に38回であり、哺乳力も機嫌もよい。この子どもの健康状態はどうですか。

Ⅱ．児童虐待に関して、以下の文中の（　）内に当てはまる語句を入れなさい。

　　日々の観察を通して、児童虐待を受けたと（　①　）児童を発見した場合は、速やかに、市町村、都道府県の設置する（　②　）もしくは（　③　）に（　④　）しなければならない。（　④　）や相談は、児童福祉法などによる（　⑤　）遵守の違反にはならない。

Ⅲ．乳幼児身体発育曲線から以下の子どもの成長が良好であると思われる場合にはA、小児科医等の受診が必要と思われる場合はBと記入しなさい。
（　）①男子、出生体重3,000g、1歳6か月で体重8kg
（　）②女子、出生時の身長50cm、5歳0か月で身長105cm

Ⅳ．以下の文章のうち、正しいものには○、間違っているものには×を（　）内に書きなさい。
（　）①幼児の身長体重曲線（肥満度）では＋20％以上が太りぎみと判定される。
（　）②生後4か月の乳児で1日の排尿回数が20回でも心配ない。
（　）③哺乳反射は1歳半でもみられる。
（　）④多少の個人差はあるが、首がすわるのは生後3か月頃である。
（　）⑤1歳半頃にはごっこ遊びができる

（解答は225ページ）

第3章　子どもの保健と環境

◆キーポイント◆

　健全な生活習慣を育成するためには、まず、よい保育環境を整える必要がある。たとえば、清潔習慣を身に付けさせるためには、長時間過ごす保育室が安全で衛生的である必要がある。この章では、まず集団保育における適切な環境整備について解説し、さらに乳幼児個々に対する健全な生活習慣形成のための養護の具体的方法について述べる。乳幼児期は月齢や年齢による発達の違いや個人差が大きいので、よく観察した上で一人ひとりに応じた生活習慣形成への支援を行っていくことが大切である。
　2〜3時間ごとに目覚めては哺乳して、また寝てしまっていた乳児が、生後9〜10か月頃になるとつかまり立ちをするようになる。さらに幼児期には、歩行などの粗大運動やボタンをはめるなどの微細運動がともに発達し、同時に視力・聴力などの感覚機能、呼吸・循環等の生理機能、集団遊びやあいさつができるなどの精神発達が劇的に進み、社会生活のための基礎的な能力が備わってくる。このように大きく成長・発達を遂げる時期によりよい生活習慣を形成することは、一生涯の健康へと結びつく。

第1節　● 子どもの健康の増進と保健の環境

保育環境

　保育環境は、「児童福祉施設の設備及び運営に関する基準」によって部屋の設備や面積、備品など、決められた最低基準を満たすことになっている（資料編参照）。
　環境は大きく分けると物的環境と人的環境に分けられる。物的環境は、子どもの成長・発達において、子どもが主体的に保育活動を展開する上でさまざまな施設内外の環境をいう。安全で活動しやすい環境のなかで、探索活動などを通して見る、聞く、触れる、嗅ぐ、味わうなどの感覚の働きを呈するものでなければならない。主体的な活動を大切にするためにも保育中の事故発生に備え、施設内外の危険箇所の点検や訓練を実施するとともに、外部からの不審者などの侵入防止のための指導や訓練等、不測の事態に備えて必要な対応を行う必要がある。

人的環境は、保育従事者のかかわりのことをさし、身近な環境に親しみ、触れ合わせるなかでさまざまな事象に興味や関心を抱かせ、発見を楽しんだり、考えたり、それを生活のなかに取り入れようとする心を育み、物の質や量、文字などに対する感覚を豊かにしていくことをめざす。

　以下には、物的環境面と人的環境面から配慮することについてまとめる。

(1) 保育環境の設備と衛生

乳児室

　乳児、または2歳未満の幼児を入所させる保育所には、専用の乳児室（または、ほふく室）の設置が必要である。乳児室は、調乳、授乳、沐浴など乳児の養護を行ったり、乳児がほふくして遊ぶ場所として使用する。乳児がはいはいをできるようになると、床面をはいずって目についた物をなんでも口のなかに入れようとする。そのため、食べこぼしや排泄物などはすぐに処理して、乳児の手が届くところには危険につながるものを置かないようにする。床面は常に清潔に保ち、特に床面がじゅうたんや畳の場合には、湿気や塵埃が付着しやすく、ダニやカビが繁殖しやすいので、こまめに清掃して安全面・衛生面には特に配慮する。

保育室（遊戯室）

　第2章で学んだように、月齢や個人の能力によって運動機能や遊びの仕方が異なるが、保育室は、子どもたちが自由に動き回れる遊びを行ったり、学習や作業を行ったりする際に使用する。子どもたちが主体的に活動できるようにするために、温度、湿度、換気、採光、音などの環境を常に適切な状態に保持すると共に、施設内外の設備および用具などの衛生管理に努める必要がある。また、突発的なけがや事故を未然に防ぎ危険を回避できるように、死角になる場所をつくらず、常にどこからでも子どもたちを観察できる位置に保育室を配置することが望ましい。そして、黒板、テレビ、遊具、玩具、机、いすなどの備品を準備し、子どもたちが興味をもって遊びを楽しむことができるように配慮する。

　遊具、玩具、絵本などの教材は、乳幼児は知らず知らずのうちに口に入れることがある。その際、唾液や吐物で汚染することがあるので、使用後は洗浄・消毒[1]を行い、衛生管理をしっかり行うよう心がける。

医務室・保健室

　医務室または保健室は、園児がけがや病気をしたときに応急的な処置をしたり、必要に応じて静養をする場合に使用する。集団保育の現場では、感染症などに罹患した子どもを発見した場合、一時的に隔離して集団発生を防ぐ

※1　消毒
厚生労働省「2012年改訂版　保育所における感染症対策ガイドライン」において、300倍に希釈した次亜鉛酸ナトリウム液が示されている。

ことが必要となる。そのような際に、医務室または保健室は、安静、休養、隔離ができるように整備をする。そのため、医務室または保健室には、園児が休養するために必要なふとんや枕などのリネン類なども準備しておく必要がある。そして、リネン類を使用したら洗濯をし、日光消毒をして衛生管理を行う。

　また、定期・随時の身体計測や日常の健康観察・健康評価を行う際にも使用する。園児の健康管理機能がある医務室または保健室は、全園児の健康把握がしやすいように職員室の近くに配置するのが望ましい。

調理室・調乳室

　調理室や調乳室は、食品の調理、調乳、配膳など子どもの食品管理を行う際に使用する。毎日、調理室を使用したあとに掃き掃除と拭き掃除を行い、調理台や調乳台を使用前・使用後に水拭き後に消毒して衛生管理を徹底する。そして、ハエ、ゴキブリ、ネズミなどが調理室や調乳室に侵入しないように定期的に駆除を行う。また、調理や調乳に携わる職員は細菌検査を随時行い、赤痢菌、サルモネラ菌、O-157、ブドウ球菌などの保菌者、寄生虫の保有者でないことを確認して、食中毒や感染症の集団発生を未然に防ぐように努める。

トイレ・手洗い場

　保育現場では、排泄・手の清潔習慣を身に付ける上で、園児達はトイレや手洗い場を頻繁に使用する。そのため、園児達が主体的にトイレや手洗い場に行けるように衛生管理と設備の不備がないように随時点検を行う必要がある。トイレにおいては、便器に汚れが付着していないこと、臭気がないこと、ドアノブや壁、床が汚れていないことを確認する。感染症発生の恐れがある場合には、手から手へと感染する接触感染を防ぐために、トイレにおいては、園児がよく手で触れるトイレのペダル、ドアノブ、水道の栓や、直接臀部が触れる便器の便座などを消毒用アルコールで消毒をして衛生的にしておく。手洗い場においては、ハンドソープ等を備え付けておき、いつでも手指についた泥や汚れを清潔に取り除けるようにしておく。手洗い場の床面は、水しぶきでぬれていないことを確認し、ぬれた場所での転倒事故を防ぐように留意が必要である。

屋外遊技場

　人数により一定の広さを有し、砂場、プール、小動物飼育の場、花壇、菜園など、ニーズに応じて、いろいろな活動ができるようにする。屋外遊技場から一般の公道に自由に出られないような安全領域の確保が必要である。

①**砂場**：動物の糞尿、水たまりや、ガラスの破片などの危険物がないかを十

分点検して、園児達が使用する前に危険物を取り除いておく必要がある。砂場を使用しない場合には、シートで砂場を覆うなどして、遊びに支障のある危険物の侵入を防ぐように心がける。また、週1回以上、砂を下方から掘り起こして砂全体を乾燥させておき、有害微生物が住みにくい環境をつくっておくことも大切である。

②プール：夏季のみ使用される場合が多い。そのため、使用しない期間は、カバーやシートなどで被い、閉鎖中でも定期的に安全点検を怠らず、雨水がたまったり、動物が侵入しないようにしておく。

使用開始の日程が決まったら、少なくとも1か月前には設備などに不備がないかを点検して、不備があれば充実させておく。プール使用後は、毎回水を抜き、デッキブラシやたわしで洗浄する。プール使用中は水質検査を定期的に行う。厚生労働省「遊泳用プールの衛生基準」により、水素イオン濃度（pH）の数値は5.8以上8.6以下、遊離残留塩素は、プールの水1Lに対し、0.4mg以上（さらに1.0mg以下が望ましい）などの基準が定められている。

(2) 保育環境の整備

温度・湿度

室内は季節に合わせ、適切な温度（夏季では26〜28℃、冬季では20〜23℃）に調整。湿度は約60％に調節することが望ましい[※2]。30％以下になると鼻や咽頭の粘膜が乾燥する。また、80％以上になるとカビや細菌の繁殖が盛んになり、体調不良の原因となる。

暖房・冷房

冬季では、室温が15℃以下にならないように暖房する。ガスや石油ストーブの暖房器具を使用する場合には、二酸化炭素や一酸化炭素などによる空気の汚染に注意する。暖房中は温度が上がりやすく、空気が乾燥しやすいため、皮膚粘膜も乾燥しやすく、窓ガラスには結露が生じるため、寝具類や衣類は窓ガラスの近くに置かないようにする。また、室内の空気が乾燥すると、湿度を適正に保つことが困難になる。アスマン通風乾湿計で室温と湿度を確認して、空気の乾燥が顕著な場合には、室内に加湿器を設置するとよい。空気の浄化のためには、2〜3時間ごとに1回は、部屋の換気を行うとよい。

乳児は、暑さに弱く、外気温が30℃以上を超えると、脱水症状を起こしやすくなる。気温が27℃を超えた時は、冷房を使用するとよい。室内と室外の温度差が大きい場合には、乳幼児は体調を崩しやすい。特に、浴室内と脱衣場の温度差が大きい場合には、ヒートショック[※3]を起こすことがある。血圧

※2 厚生労働省「2012年改訂版 保育所における感染症対策ガイドライン」による。なお、文部科学省「学校環境衛生基準」では、室温：10℃以上30℃以下、湿度30％以上80％以下が望ましいとされている。

※3 ヒートショック
急激な温度変化が体に及ぼす影響のこと。室温の変化によって、血圧が急激に上昇したり、下降したり、脈拍が速くなったりする状態のことをいう。

上昇やショック症状などを引き起こす場合があるので、外気温との差は5℃以内にするように心がける。また、冷房や扇風機を使用する場合には、室内全体に冷気が回るようにし、直接冷気や風が乳幼児に当たらないようにする。

採光・照明

　自然光線は、窓の高さや広さ、建物の向き、壁や天井の色などにより採光の加減が変わる。採光が不十分な場合には、照明器具の明かりを利用し、人工採光を取り入れる。その場合、室内全体の明るさが均一であることが望ましい。自然光線による日ざしが強い場合には、カーテンなどで調節する。

騒音

　保育室は園内外の騒音による被害を受けないように、学校環境衛生基準による一定の基準が定められている。窓を閉じている時は、50デシベル以下が望ましい。

第2節 ● 子どもの生活習慣と心身の健康

1 ── 1日の生活リズム形成のための生活習慣

(1) 睡眠の役割

　人間をはじめとする多くの生物は、1日に約25時間を周期とするサーカディアンリズム（概日リズム）がある。そのリズムを24時間に合わせるための睡眠のリズムに関係しているものが、睡眠と覚醒をコントロールする体内時計である。目から入った光の情報は、視神経を通って、脳内の視床下部にある視交叉上核に到達する。体内時計はこの視交叉上核のなかにある。朝、太陽光を浴びることでリセットされ、夜間と昼間の切り替えがなされ日常的な活動への準備ができる。そして、朝の光の刺激を受けてから約15時間後に、

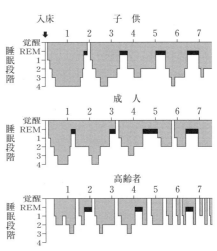

図3-1　一晩の睡眠の変化
出典：大川匡子「睡眠の生物学的発達─睡眠とそのリズム─」『小児看護』28巻11号　へるす出版　2005年　p.1453

環境が暗くなると脳の奥にある松果体に信号が送られ、メラトニンという睡眠を誘うホルモンが分泌される。メラトニンは眠気を誘発させるだけではなく、入眠できるように体温の調整や他のホルモンの分泌を調節する働きがある。つまり、睡眠は、光に反応して抑制されるため、朝、起きたら太陽の光を浴び、夜は寝る際に照明を暗くして休養することで、体内のリズムが1日24時間の周期に整うようになってくる。

睡眠には浅い眠りのレム睡眠と、深い眠りのノンレム睡眠がある。眠りにつくと、まず大脳の休息に関わるノンレム睡眠が現れ、次に急速眼球運動を伴う浅い眠りのレム睡眠へと移行する。眠りは、性質の異なる2種類のノンレム睡眠とレム睡眠で構成されており、大人では約90分周期で一晩に4～5回、一定のリズムで繰り返される。この90分サイクルは、5～10歳の時期になると形成されるようになる。

出生前の胎児は、ほとんど眠って過ごしている。そして、胎児の眠りの大半がレム睡眠であるといわれている。レム睡眠は、成長と共に少なくなり、健常な新生児では約50％、青年期では20％、高齢者では15％と睡眠周期は変化していく。よい眠りとは、身体と大脳の休息、成長ホルモンの活発な分泌、免疫力の向上、神経細胞の機能の回復とストレス要因の除去が行われることである。

(2) 規則正しい生活習慣形成

新生児期には昼夜の睡眠・覚醒リズムが一致せず、2～3時間ごとに数10分覚醒し、哺乳するといった多相性睡眠のリズムが特徴である。生後3～4か月を過ぎると、朝の太陽光を浴び、授乳、睡眠と次第に生体時計が機能するようになり、サーカディアンリズムが生まれる乳児期半ば頃より、次第にメラトニンの分泌が増加してくる。

3歳頃には夜間睡眠が長くなり、昼間の午睡が0～1回となってくる。乳

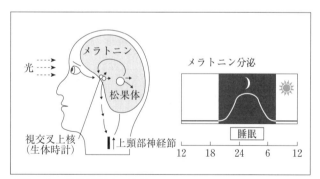

図3-2　生体時計とメラトニン
資料：大川匡子「睡眠の生物学的発達―睡眠とそのリズム―」『小児看護』28巻11号　へるす出版　2005年　p.1451

児期後半になると、メラトニンの分泌量が夜間に促進されるようになってくる（図3-2）。それに対し、大人の睡眠周期は、昼に活動し、夜に就寝するという単相性睡眠リズムとなる。睡眠時間は、一般的に新生児期は、17～19時間、1歳頃は11～13時間、幼児は10～11時間くらいである。学童期にな

ると、8.5〜10.5時間くらいとなっていき、大人に近づいていく。

　保育所において、午後の昼寝は1歳2か月頃を過ぎてから、年少・年中では、ディリープログラムで一斉に睡眠援助が行われる。3歳過ぎたら、個別援助の必要性が出てくる。年長では、午睡の時間はなくし、日中活動を継続して取り組めるように保育計画を立案し、ノンレム睡眠・レム睡眠の一定のリズムが形成されるように支援する。

　また、新生時期から生後2〜3か月頃までに、太陽光を浴び、生活の音を聞いたり、授乳や人とのやりとりのなかで、いろいろな刺激を受けることにより生体時計が外界に自然に合わせられるようになってくる。そうなってくると、サーカディアンリズムが形成されるようになる。

(3) 遊び・運動支援

　乳幼児期の遊びは、記憶や思考、ことば、社会性の発達に密接にかかわっている。記憶は生後6か月頃から発達し始める。子どもとモノ、周囲のヒトとの関係や、手足の身体機能の発達、記憶や思考能力の発達によって遊び方を変えながら、具体的な思考から、抽象的、概念的な思考に変わっていく。手や足を使った活動や運動遊びも、乳児期から幼児期の年長になるにつれ、歩く、走る、跳ぶ、取っ組み合いをする、大きな物や小さな物をつかむ、仲間と一緒に作業をするなど、発達段階によって自分一人から仲間同士への遊びに広がり、ルールや役割を決めて遊ぶことができるようになっていく。

表3-1　遊びの種類（機能的分類）

感覚遊び	感覚を働かせて楽しみを呼び起こす遊び：ガラガラなど
運動遊び	手足や身体を動かすことを楽しむ遊び：すべり台、鬼ごっこなど
模倣遊び	生活のなかにあることをまねして楽しむ遊び：ままごとなど
受容遊び	見たり、聞いたりするのを楽しむ遊び：絵本、テレビ、紙芝居など
構成遊び	作り出す楽しみがある遊び：積み木、折り紙など

表3-2　遊びの種類（社会的見地からの分類）

ひとり遊び	周囲に子どもがいても無関心で、他と関係なくひとりで遊ぶ状態
傍観遊び	人の遊びを見ているだけで、仲間に入らない状態
並行遊び	近くに同じようなことをして遊んでいる子どもがいても関心をもたず、自分の世界のなかで遊び続ける状態
連合遊び	他の子どもと一緒になって遊ぶか、役割分担がない状態
協同・組織遊び	共通の目的をもち、ルールを決め、役割の分担をして遊ぶ状態

保育者は、子どもの発達段階や個別性に応じて遊びを通して社会のルール、コミュニケーション能力、自律性などを養っていけるように遊びの工夫を図っていく必要がある。

紫外線予防

　紫外線の量は、1年間で5～8月が多く、1日のなかでは10～14時頃が最も多くなる。また、紫外線は晴天時が10割とした場合、くもりの時は6割程度である。そのため遠足や運動会などの行事や戸外活動をするときには、季節や天候による紫外線予防の配慮をして、保健計画を立てることが大切である。屋外活動の際の紫外線予防策には、次のようなものがある。

①帽子の着用：日差しが強いときの外出には、麦わら帽子などの幅の広いつばのある帽子をかぶることが効果的である。保育所などでかぶるカラー帽などは、帽子の後ろ側に日よけをつけるとよい（図3－3）。上記のように、くもりの日にも紫外線対策は必要である。

②長袖や襟つきのシャツの活用：衣類の色は濃い色調の方が紫外線を吸収し、皮膚を守るといわれている。また、素材は木綿およびポリエステル・木綿混紡の生地は、紫外線防止に適している。

③日焼け止めクリームの活用：顔や衣類などで覆うことができないところは、日焼け止めクリームが効果的である。戸外に出る前に塗り、鼻の頭、肩、背中の上部など太陽光にさらされやすいところは念入りに塗るとよい。また、日焼け止めクリームは汗などで落ちるため、2～3時間おきに重ね塗りするとよい。子ども用の日焼け止めクリームが市販されている。

外出時等に身に付けるもの

①帽子：紫外線や熱中症予防のため、外遊びのときには必ず帽子をかぶる習慣をつける。

②靴：子どもの足は土踏まずが未形成で、足の骨も成長途上であるため、慎重な靴選びが必要である。見た目のデザインや形に惑わされず、子どもの足にあったものを選ぶ。子どものよい靴の条件は、靴の素材の硬さが丁度よいもの、靴底は、衝撃吸収のため、ある程度の厚みが必要で、図3－4の線の部分が歩いたときよく曲がるものがよい。靴のサイズは靴のかかとをきちんと合わせ、つま先に1cmほどの余裕があるものがよい。

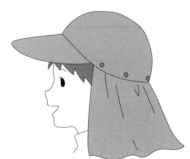

図3－3　日よけのついたカラー帽

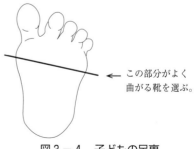

← この部分がよく曲がる靴を選ぶ。

図3－4　子どもの足裏

③靴下：近年、床がフローリングの家が多くなり、それにつれて冬季に足にしもやけができる子どもが見受けられるようになった。靴下を履かせることで予防できるが、屋内では、足底に滑り止めがついているものをきちんと履かせるようにする。しもやけがなく、子どもが嫌がらなければはだしでよい。

テレビとのかかわり方

子どもは、子ども自身のさまざまな体験や周囲にいる人との直接的なかかわりのなかで成長発達していくので、一人で長時間テレビを見ることはそのような体験の機会を少なくさせてしまう。

「子どものテレビ視聴の影響」について、視聴時間と語彙数の関連を調査する研究がなされている。また、テレビ視聴時間や部屋の明るさなどのテレビの見方に関するルールを保護者と子どもとでつくることやテレビを見ているときは保護者が子どもに話しかけたり、質問したりすることによって親子のコミュニケーションを図ることが大切である。

子どもの健康に及ぼす影響は、以下のようなことが挙げられる。

①運動不足：長時間にわたりテレビやビデオを見たり、ゲーム機で遊ぶと必然的に運動不足になり、肥満になりやすい傾向がある。

②就眠時刻の遅れ：就眠時刻の遅れは長時間にわたりテレビやビデオを見たり、ゲーム機で遊ぶことが要因のひとつとなりやすい。また、夕食や入浴時刻の遅れが、就寝時刻の遅れにつながりやすい。

③会話やコミュニケーションの減少：一人でテレビやビデオを長時間見たり、ゲーム機やパソコンに熱中することは、必然的に家族や友だちとの会話やコミュニケーションが乏しくなり、対人関係や人格の形成に影響が生じる可能性がある。

④けいれん発作：この発作は、視覚過敏性発作あるいは光感受性発作と呼ばれているもので、光や図形、テレビやゲーム機の画面を見ることで誘発される。この発作は、生まれつき発作を起こしやすい素因（光感受性）をもっている人に起こる。

(4) 生活習慣形成のための保護者支援

保育所や幼稚園に入園すると、一定の時間に登園し降園することになる。そのためには、規則正しい睡眠リズムが必要になり、朝の7時くらいには自然に目覚められるようにしていき、前日の入眠時間を規則正しく調整する必要がある。また、保育所や幼稚園においては、運動遊びを十分取り入れることで体温調節機能を十分活性化させ、太陽のリズムを身体のリズムに合わせ

られるようにしていく支援が重要になる。

　外気浴・外出のための支援としては、紫外線予防や、運動の敏捷性や瞬発力を高めたり、安全性の機能をもつ靴選びも大切になってくる。

2 ── 食事習慣

(1) 食の役割

　乳児期は身体発育がめざましく、成長には固体差が大きいので、個々の児童に合わせた食品の選び方と、食事計画を考える必要がある。また、幼児期は、食生活の基礎ができる時期である。規則正しく食事をする習慣をつけること、食事の一部としてのおやつに気をつけること、食べるものの好き嫌いを少なくすることが大切である。そのためにも栄養上、できるだけ数多くの食品に慣れさせる必要がある。卵や肉類に限らず、魚類や大豆、大豆製品、緑黄色野菜類などの多彩な食品の摂取が望まれる。また、幼児期は、食べ物の味や香り、口触りなどで好き嫌いを敏感に示すことが多い。些細なことで食欲の変化を起こすことがあるので、偏食の原因をつくらないように留意する必要がある。しかし、朝・昼・夕飯の食事の栄養面を考慮しても、スナック菓子や甘い菓子の与え過ぎにより肥満や虫歯を引き起こしてしまうこともある。おやつは、朝・昼・夕飯の3食で摂りきれない栄養素の補給を行うことを目的とし、食事に不足しがちなカルシウム、いも類、穀類などをおやつのなかに取り入れるようにして、栄養のバランスを考慮していくようにする。

　育ち盛りの乳幼児に対し、栄養バランスが整った食事を提供するのはもちろんだが、大人の献立と同じ食事を利用しても、幼児のものは濃い味つけや強い香辛料は控え、食品そのものの味や香りを生かす料理になるよう心がける。また、積極的に外遊びさせることで、摂取した栄養素が体内の消化・吸収の働きを活発にさせることにもつながるため、丈夫な体づくりには太陽光を適度に浴びることも大切である。その他、家族団欒の楽しい食事の雰囲気を作ることで心の安定を図ったり、四季折々の旬の食材に触れさせたり、行事食などで日本の食文化を伝え受け継がせることなども大切なことである。

(2) 適切な食事習慣の形成および支援における留意点

　食行動は成長が進むにしたがって異なってくるため、成長や発達の度合いによって支援方法を工夫していく必要がある。

　また、体調不良を訴える子どもや食物アレルギーのある子ども、障害のあ

る子どもなど、子どもの心身の状況に応じて専門機関や専門職と連携を図りながら、食育計画に基づいて専門性を生かした対応を図っていくことが重要である。

1〜2歳

　生後5か月くらいになると、よだれが出始めるようになる。6か月頃から乳歯が生え始め、大人が食べているものをほしがったり、指やおもちゃをなめるという行動が増えてくる。

　味覚の発達は不十分であるが、母乳では足りない栄養素を補うために、生後5〜7か月頃をめやすに離乳食を開始する。この頃になると、哺乳反射が減弱し、スプーンを口のなかに入れても嫌がらなくなってくる。自分で食べようとする意思をもち、手づかみで食べようとする。口に詰め込みすぎたり、食べこぼしをしながらひと口の量を覚え、やがて上肢、指、口の協調運動ができるようになっていく。この時期に、スプーンを使用して食事を摂る習慣もつけていくと、スプーンを使って食事を上手に摂れるようになってくる。離乳食を始めることで、咀嚼（そしゃく）機能も発達していく。

　1歳前後で前歯が上下に2本ずつ生えてきて、2〜2歳8か月で乳歯が20本、生えそろう。歯ぐきでつぶすことから歯で噛めるようになる。

　歯が生えそろうまでは、柔らかめの食べ物で薄味の食物から与えるようにする。しかし、咀嚼力や顎の発達を促すためには、徐々に噛み応えのある食事を与えるようにする。また、胃の容量が大人と比べて小さいので、1日に2度ほど間食を与えながら、食事回数を調整するとよい。

①**偏食・好ききらい**：1歳半を過ぎる頃は自我の発達が芽生え、食べ物の好ききらいを言いはじめる。幼児が主に嫌いなものとして、野菜・はじめてみるもの・固いものなどが挙げられる。また、好きなものしか食べないといったことが多い。

　子どもが生活と遊びのなかで意欲をもって食にかかわる体験を積み重ね、食べることを楽しみ、食事を楽しみ合う子どもに成長していくことを願い、適切な援助が求められる。その援助方法として、❶無理じいしない、❷調理法を工夫する、❸みんなと食べておいしそうに食べてみせる、❹栄養の意味を話し納得するよう説明する、❺お手伝いや楽しさのなかで少しずつ慣れていくのを待つ、❻自ら食べる努力をしたことを励ましほめる、❼食事と生活リズムとの関係が大きいので、全体の生活習慣を振り返るなどの視点を踏まえるとよい。

②**小食**：1〜2歳児はいろいろなことに興味があり、食べることに集中できないことが多い。小食の原因が病気によるものでないことを確かめた上、

原因を確認することが大切である。問題のない小食の場合は「そのうち食べるようになる」という気持ちで、決して強制しないことである。保育者は、心配しすぎる保護者には成長の経過を示すとともに「活発に遊んでいますよ」「元気ですよ」と安心させる言葉かけも必要である。

3～4歳

おおいに体を動かし、空腹感をもって食卓につき、しっかり食事を摂って、夜はよく眠るという生活リズムが望ましい。朝は早めに起こして身支度などをさせ、食欲を出させる工夫が必要である。

①**大食**：3歳近くなると食べ方にも余裕が出てきて、満腹感もわかるようになるので、満腹になったころの見当をつけて「お腹がいっぱいになったね」と満腹感を意識させるような言葉かけをする。

　大食の子どもは早食いの場合が多いので、しっかりかむように、大きくて、ある程度の固さがある調理形態にする。また、食べることだけに集中させないように活動性の大きい外遊びや楽しいいろいろな遊びで関心をそらせるようにする。

②**むら食い**：むら食いは幼児食がはじまる頃によくみられる。自我が発達し、食べることよりも楽しいことを見つけたり、気に入らないことがあると、不機嫌になり、食欲がなくなる場合もある。対応としては、❶生活の見直し、❷無理じいせずに子どもの食欲にまかせる、❸子どもの気持ちを理解してあげられるような言葉かけをすることが大切である。

③**遊び食べ**：食事中、食器のなかの食べ物をかき回したり、コップからコップへ水を移したり、口に入れたものをもう一度出してみたりなど遊び食べすることがある。このような行動は3歳以降になると減少する。対応としては、❶汚してもよい衣服やエプロンをつける、❷タオルを用意する、❸テーブルの下に敷物を敷くなど、しからなくてすむように準備する。子どもの食事時間は約30分をめやすにきりあげる。

欠食やひとり食べ、間食の摂りすぎなどが社会問題となっている。家族そろった楽しい食事の場は人間形成の上で大切な上、教育の場でもあるので、よい食習慣やマナーを身につけさせる上でも家族そろっての食事が望ましい。

5～6歳

生活習慣の基礎が完成する時期である。何事につけても自立心が旺盛になる。6歳ごろから永久歯が生えはじめ、味覚が広がり、大人とほぼ同じものが食べられるようになる。消化機能も発達するが、刺激性の強い食品は避ける。自分で適正な食べ物の質、量をコントロールできないことで、不衛生なもの、質のよくないものを選んだり、過食になったりするので、子供任せの

表3－3　幼児期における食習慣形成

年齢	日常生活の食事の自立過程	留意点
0歳	・スプーンに慣れる。 ・スプーンをもって食べようとする（0歳後半頃）。	子どもの口の大きさに合ったスプーンを用意する。 食事が楽しい雰囲気をつくる。 食事に集中できるよう食事時間は30分程度とする。
1歳	・一人で食べたがる。 ・スプーンを握り、自分で食べられる（1歳後半頃）。 ・両手でコップや食器を持ってスープなど飲める。	自分で食べたがるときはできるだけさせて、できたことはほめる。 朝食、おやつ、昼食、おやつ、夕食の規則正しい食事をする。 食べる時間になったら、おもちゃの片づけや手洗いなどを習慣づける。 こぼしてもよいように、シートなどを敷く。
2歳	・食事のあいさつができるようになる。 ・食前の手洗いができるようになる。 ・こぼさないで飲む。 ・食器をもってスプーンを使い食べられる（2歳前半頃）。 ・一人でだいたい食べられる（2歳後半頃）。 ・食事の後片づけを習慣づける	家族の分も皆がそろうまで、食事を待っていられる。 排泄をすませ、自分で手洗いをして食事をする。 上手に食べることができる子どもが増えるが、時々失敗することがある。 食べこぼしなどの準備がまだ必要である。 良くかんで食べる習慣をつける。
3歳	・箸を使う。 ・手助けしてもらわなくても一人で食べられる。	ほぼ一人で食べられるようになったら、箸の持ち方[※4]を指導する。 箸の持ち方
4歳	・こぼさず自分で食べることができる。 ・よくかんで食べられるようになる。	一般的な食事のマナーも教えていく。 ・会話を楽しみながら食べる。 ・音をたてない、きれいに食べる。 ・適量を口に入れて食べる。 ・良い姿勢で食べる。 ・よくかんで食べる。 ・偏食をしない。

※4　箸の持ち方
基本的には、鉛筆のもち方と同じで、人さし指と中指で箸を挟み、親指で箸を支える。

買い食いはさせないほうがよい。就学前に集団の場での食事マナーを幼稚園等で学ぶ時期でもある。

①**食べるのに時間がかかる、口にためる**：食べる意欲があまり強くない子どもでは、つぶしたりかんだり飲み込んだりするのに時間がかかる。舌の動かし方が上手でない子どもや、のどの嘔吐反射が強いため、飲み込みが下手な子どももいる。そしゃく力や飲み込みをよく観察し、適切な食事形態にする。「早く食べなさい」「よくかみなさい」と必要以上に強制するのは逆効果である。生活環境の変化やストレスなど心理的な要因が関与することがある。成長するにつれて解決することが多い。

②**かまない子、かまないで吸う子**：このような場合、そしゃく力にあった食事内容かを確認する。かませようとするあまり、固い物を早期に与えると逆効果である。最近の研究では幼児食に移行してすぐに固い物を与えるのは好ましくなく、ゆっくりとそしゃく力を高めていくとよいと言われる。乳児期からの対策として、スプーンで離乳食を与える際に、保育者が食物を口に流し入れるのではなく、乳児がスプーンのなかのものを食べようとする動作を待つこと、口に物が入っているときにお茶などで飲ませようとしないこと、形あるものは口をしっかり閉じてなるべく前歯でかみ取るように食べるよう支援することが必要である。保育者は、子どもの食欲や消化能力、そしゃく力に応じた離乳食の支援が必要である。また、「モグモグ」「カミカミ」「パクパク」など声をかける必要がある。

3 ── 排泄習慣

(1) 排泄の意義

排泄とは、体内の不要な老廃物や有害物を体外に排出することである。新生児の場合、泣き方、発熱、皮膚の状態等の他、排泄物の色やにおい、性状、回数、量等も健康状態（体調不良や体の異変）を知るバロメーターとなる。新生児は、神経系が未熟のため、排便や排尿を自分でコントロールすることができない。そのため、1日に20回程度、排尿をする場合がある。

一般的に大人は、膀胱に尿量が200〜300mℓたまると、尿意を認識することができる。膀胱には500mℓ程度まではためることが可能であるが、それ以上尿量が増えると、我慢の限度となり、大脳皮質の排尿抑制中枢神経が働き排泄器官から排尿する。子どもは、1〜1歳半くらいになると、自分で排尿や排便を知らせるようになってくる。1歳半頃を過ぎると、膀胱に尿を180

表3-4 排泄の自立の過程と支援

年齢	日常生活の自立過程：排泄	留意点
0歳	・おむつへの排泄・排便。	・おむつはこまめに交換する。 ・「おしっこが出て気持ちいいね」などおむつ交換による快・不快の感覚をはぐくむように声をかける。
1歳	・排尿・排便後に知らせる。 ・トイレやおまるに座る練習をする（1歳後半頃）。	・子どもが示すサインや排尿間隔を把握する。 ・子どものサインを見逃さずトイレに誘う。 ・失敗してもしからない。
2歳	・付き添えば排尿・排便をトイレでできる。 ・遊びに夢中のときは失敗することも多い。 ・昼間はおむつがいらなくなる（2歳後半頃）。	・トイレやおまるでの排泄回数を増やしていく。 ・おまるに誘ってうまく排泄できることが増えたら、おむつを外す練習をする。
3歳	・パンツを取れば一人で用を足すことも可能である。 ・排尿の際、大人の手助けを借りて紙を使い水で流せる。	・排尿の後始末の練習をする。 ・一人でできるように、着脱の楽な衣服を着せ、排尿の後始末の仕方を教える。
4歳	・パンツを下げて排泄ができる。 ・夜間のおむつも外せるようになる。 ・排便後の後始末もできるようになる。	・4歳6か月頃に排便の後始末ができるようになり、排泄が自立する（排泄の基本的日常生活習慣が自立）。

【用便後の後始末自立への支援】

①自分でおしりを拭こうとする様子がみられたら、最初はトイレットペーパーを必要な長さに切って渡す。長さの目安を教える。
②水の流し方も、レバーの位置に印をつけるなど工夫する。
③大便の際のお尻の後始末は、前から後に拭くように指導する。特に女児は膣や尿道に汚れを入れないように排尿後においても前から後に拭くように繰り返し指導する。
④手をよく洗うよう繰り返し指導する。トイレ用のタオルは個人もちで、使いやすいよう工夫する。保護者には毎日交換するよう指導する。

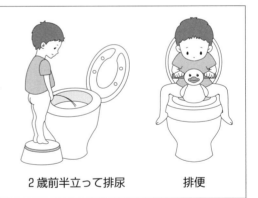

2歳前半立って排尿　　排便

mℓ～200mℓ程度溜めることが可能になってくるので、1歳半頃からは、排泄間隔も2時間程度となってくる。

(2) 適切な排泄習慣形成

排泄間隔がある程度定まってくる頃、トイレやおまるに座って排泄する習

慣を身につけていくことが排泄自立には肝心である。乳幼児期は、ことばで知らせることが難しい場合もあるため、保育者は子どもの顔つきやしぐさなどをよく見ながら排泄のタイミングを見計らって、時間を決めてトイレに誘導していくことが大切である。この時、子どもが排泄を失敗しても決して怒らず、逆に、排泄がトイレでできた時に「おしっこ出たね、気持ちよかったね」などと声をかけることで排泄の失敗がなくなっていく。

(3) 排泄習慣形成の支援における留意点

トイレに行きたい、排泄したいと感じるまでには個人差が大きいが、保育者は、保護者と相談した上で1歳半から3歳くらいまでに子どもの表情や様子をみておむつ外しのトレーニングを行う。排泄自立とは、尿意や便意を感じたら、自分でトイレに行き排泄をする、そして、おしりをきれいに拭き、手を洗うまでを含むため、長い経過が必要である。保育者もトイレ環境の工夫をし、子どもを十分ほめながら、自立の支援をする。失敗しても、決してしからないことが大切である。

4歳から5歳を過ぎると大部分の子どもは夜間に尿を膀胱にためることが可能となり、次第におねしょはなくなっていく。おねしょ用の紙おむつなどを利用しながら怒らず、起こさず経過をみることが大切である。

小学校入学後もほとんど毎晩夜尿がある場合、夜尿症の可能性も考えられる。夜尿症にはさまざまな要因があるので小児科か泌尿器科の受診を勧める。

排尿に対し、排便は回数が少なく、出る時間も朝食後と決まりやすく習慣化しやすい。しかしながら、遅寝遅起き、朝食抜き、昼間の活動不足など不規則な生活で容易に便秘となる。最近は降園後の夕方から夜間にかけて排便する子どもが増えているが、規則正しい生活をして朝食後にトイレに行くという排便習慣を確保していきたい。

4 ── 衣服着脱習慣

(1) 衣服の意義

衣服の目的は、保温と皮膚の保護をすることである。乳幼児期には、体温調節機能が未熟であるため、衣服は身体を保温し、体温の放散を防ぐ役割をもつ。そのため、新陳代謝の激しい乳幼児の衣服の条件は、❶衛生的なもの、❷保温性、通気性、吸湿性に優れているもの、❸洗濯しやすく丈夫なもので肌になじみやすいもの、❹身体の動きを妨げないもの、❺季節や気温に適し

て、調節できるもの、❻子どもが自分で着脱しやすいデザインのものが望ましい。また、❼付属の紐や金具、装飾品が活動中に手足や首などにひっかかったり、遊具にまきついたりしないもの、❽皮膚に刺激を与えないもの、❾経済的なもの、などが望ましい。

(2) 着脱習慣形成および支援における留意点

乳児では、保育者が着脱を介助する必要がある。幼児期になると、独立心や自立心を育成する上で、できる限り早期に自分で衣服の着脱ができるように工夫をし、習慣づけていくことが大切である。衣服の着脱行為については、個人差が大きいが、月齢の特徴に応じて支援していくとよい。

乳児は、自分で衣類を脱いだり着たり自由にはできないので、衛生的で、着脱しやすい衣類を選ぶとよい。衣類を着せる目的は、皮膚の保護と保温である。新生児期は低体温に注意が必要なため大人より肌着を1枚多くし、3、

表3－5 衣服着脱の自立過程と支援

年齢	日常生活の自立過程：衣服の着脱	留意点
0歳	・寝ている間は長着。	動きが活発になったら上着とパンツスタイル。
1歳	・着替えようという意欲が出てくる。帽子・靴下を自分で脱ぐ（1歳前半頃）。 ・服を脱ぎたがるようになる。ズボン・スカートは足首まで脱げる（1歳後半頃）。	大人の行動をじっと見て模倣をしようとする。なるべく手本を見せる。 やりたい意欲が強くなったら、時間がかかってもやらせ、できないときはさりげなく手助けをする。 ・靴は柔らかな材質で底も柔らかいもの。 ・排泄時に便利な、ウエストはゴムのパンツと上着またはワンピーススタイル。 ・汗をかいていないか保育者が確認し着替えさせる。
2歳	・洋服を一人で脱ごうとする（2歳前半）。 ・洋服を一人で着ようとする（2歳後半）。 ・靴下が一人ではける。 ・靴を一人ではける。	2歳児は、依存しつつ自立する。 時間がかかってもできるところはやらせてみる。不足部分は補うようにする。
3歳	・ボタンかけができる。 ・パンツを一人ではける。 ・服を一人で脱げる。	ボタンなどがない、脱ぎ着が簡単な衣服を着せる。 脱いだものの片づけを教え、できたらほめる。 衣類の前後がわかるように目印をつけたり、着る順番にならべたり配慮する。
4歳	・衣類の前後を間違えないで着ることができる。 ・袖に手を通して着られる。	汗をかいたり、汚れたりしたら着替える習慣を身に付けさせる。
5歳	・全部ひとりで脱ぎ、だいたい一人で着ることができる。 ・靴の左右がわかるようになる。	ほぼ自立し、対人関係やおしゃれとしての清潔に気を配れるようになる。

4か月からは大人と同じ程度でよい。1歳を過ぎたら運動が活発になるので薄着でよい。また、季節、気温、その日の健康状態に応じても衣類や寝具の調整が必要である。

また、子どもは幼児期を通してゆっくりと衣服の着脱の方法や、気温にあわせて枚数の調節をすることを学んでいく。焦らせず、子どもが助けを求めるまでは子どもに任せ、助けを求めたときに頑張りを認めつつ必要な手助けをするといった支援が必要である（表3-5）。人形の洋服のボタンかけなど、遊びを通して無理なく勧め、枚数の調節などは子どもに「暑くない」と尋ねるなど、子ども自身にも考えさせることが大切である。

どの年齢でも外で遊ぶときは、紫外線の影響を考え、はだか保育は避ける。

また、保育所・幼稚園では服装の異常から児童虐待を早期発見することがあるので意識して子どもの服装を観察する。

5 ── 清潔習慣

(1) 清潔保持の意義

身体の清潔を保ち、身だしなみを整えることは日常生活習慣を整えるために大変重要なことである。清潔を保持する目的は、身体の清潔、全身の観察、全身の血行促進による新陳代謝を高めること、そしてスキンシップを図ることなどが考えられる。

(2) 清潔習慣の形成

新生児期は、抵抗力が低く感染しやすい。特に生後間もない新生児は、寒さや細菌などから身体を守るための胎脂が全身に付着しているため、胎脂は除去しないように沐浴はせず、ドライテクニックを行う。体温調節機能が未熟な新生児や乳幼児の身体の清拭を行う場合には、次のことに留意する必要がある。❶低体温になりやすいため、入浴などは短時間で終わらせ、保温に努める必要がある、❷出生直後の新生児期には、特に保温に留意し、へその周辺をきれいに清拭し、消毒をして感染予防に努める、❸体調管理には十分気をつける、などが挙げられる。

首が据わる3か月頃から、沐浴から大人と一緒に家庭風呂に入ることができるが、循環器への負荷が大きく心拍数や代謝量が活発になってくるため疲労感が強くなり、疲れやすくなる。また、浴槽への移動する際の転倒の危険や、入浴中の浮力作用による溺水など危険性が高いので留意する必要がある。

(3) 清潔習慣の形成の支援における留意点

　朝目覚めたら、顔を拭き、離乳食やおやつの前・後、排泄や活動の前・後には手を洗う習慣を身に付けさせることが重要である。生活行為のなかで、授乳や食後に口の周囲が汚れたら拭き取る、おむつが汚れたらそのつど取り替える、といった快・不快の経験を味わわせながら、「清潔にすることは気持ちよい」という感覚を学習させていく。また、保育園や幼稚園では、清潔な手拭きタオルを持参させ、手洗い後にはきれいなタオルで拭き取り、清潔を保つことも同時に体験させていく。

　乳幼児は新陳代謝が活発で発汗量も多く、排泄物による臀部の汚染もあるため、皮膚が不衛生になりやすく、汗疹や皮膚炎を起こしやすい。そのため、体調不良で沐浴または入浴ができない場合であっても、全身の観察を行った上で、臀部、陰部は下用タオルを使い、身体全体とはタオルを区別して清拭するとよい。清拭、沐浴または入浴が終わってから、すぐに新しい着替えができるように、すべての衣類を着せやすいように組んで準備しておくとよい。

第3節　子どもの発達援助と保健活動

1 ── 生活習慣形成のための支援技術

(1) 乳児の抱き方・寝かせ方

　抱っこは、大きく分けると、❶首が据わる前、❷首が据わった後に抱き方に留意が必要である。乳幼児の抱き方には、横抱き、縦抱きなどがある（図3－5）。乳児は、生後3か月までは、一般的に首が据わらず不安定であるので、横抱きが基本となる。どの抱き方でも、子どもと目線が合わせられるように抱くことで、心の安定を図ることができる。首が据わると縦抱きができるようになる。

　1歳を過ぎ歩けるようになった幼児でも、自分の思いが伝わらないときや具合が悪いときなど、甘えて抱っこをせがむことがある。その場合には、状況や必要に応じて抱っこをし、やさ

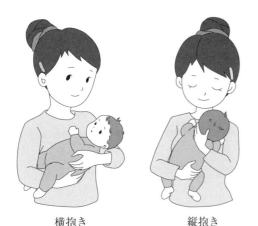

図3－5　乳児の抱き方
（横抱き　縦抱き）

しく対応することが大切である。

抱き方

①**首が据わっていない乳児**：生後3か月までは、首が据わっていないため、乳児の後頸部と身体をしっかり抱えて首をしっかり保持する必要がある。抱き方には、横抱きを基本とし、授乳や寝かせるときに行う。ただし、授乳後に排気をさせるときには後頸部をしっかり抱えて縦抱きを行う。

②**首が据わっている乳児**：首が据わった後は、縦抱きをする。生後3か月を過ぎると、乳児の首は据わってくるが、体重が3か月には出生時の2倍、生後1年頃には、約3倍となるため、保育者は抱く姿勢に留意し腰痛防止を図ることも大切である。保育者が立った状態で縦抱きをする場合には、保育者は両足を肩幅まで開き基底面積を広くして、乳幼児の両足を広げて保育者の腰で乳幼児の体重を支えるようにする。

【首が据わっていない場合の抱き方】

抱き方の手順	留意点
<抱き方> ①乳児の頭部と後頸部をしっかり支え、頭部を抱き上げる。 ②頭部を支えていないもう一方の手で、乳児の腰部を抱き上げる。このとき、乳児の股関節や膝関節は自然に曲げた状態にする。 ③乳児の頸部・後頸部は、保育者の肘関節・前腕部でしっかり支える。 ④臀部をしっかり支え、保育者の胸の位置で抱く。	・股関節や膝関節を自然に曲げている状態で抱く。 ・保温に注意する。寒いときは、タオルケットなどで覆う。 ・乳児を抱きながら激しく揺さぶることで、脳障害や脳内出血を起こす危険性（揺さぶられっ子症候群[※5]）があるため、あやすときは、激しく揺さぶらないように注意する。 ・乳児の頭部が保育者の胸の位置にくるように抱くとよい。胎生期に母親の心音を聞いていた乳児にとっては、心臓の音は聞きなれた音であるため、情緒の安定が図れる。 ・子どもを抱いて移動するとき、保育者が転倒しないように足元に注意する。
<抱き上げ方> ①一方の手は、後頸部を、もう一方の手は乳児の足と足の間から手を入れ背部を支える。 ②保育者の身体を乳児に近づける。 ③乳児の後頸部を前腕部でしっかり抱えて持ち上げる。 ④布団から頭部が離れたら、臀部を持ち上げる。 ⑤乳児の身体を保育者の身体に密着させ、	・溢乳、吐乳がある場合には、顔は横に向けて寝かせる。 ・乳幼児突然死症候群の危険を防ぐために、仰向け（仰臥位）で寝かせる。

※5　揺さぶられっ子症候群
乳幼児（特に6か月以下）を激しく揺さぶることにより脳が動揺し、頭蓋内出血や眼底出血などが引き起こされるもので、死に至ったり、後遺症を残すことがある。

後頸部と臀部をしっかり抱える。	
＜寝かせ方＞ ①抱っこした体勢で布団に近づく。 ②乳児の臀部→腰→背中→後頭部の順に布団に下ろす。 ③乳児を支えていた手を静かに抜く。	

【首が据わっている場合の抱き方】

抱き方の手順	留意点
①頸部が据わってきたら、臀部と背部を抱える。 ②乳幼児の両足を広げ、保育者の腰で乳幼児の体重を支え、安定した姿勢で抱く。	・保育者の腰痛防止のために、腰骨で乳幼児を抱えるようにする。 ・座って抱く場合には、膝の上に乳幼児をまたがらせるようにするとよい。

(2) 睡眠習慣形成における環境づくり

昼寝の環境づくり

①できる限り、子どもの睡眠リズムにあわせて昼寝ができるよう配慮する。
②室温、湿度は季節に応じて調整し快適に保つようにする。
③寝具のマットレスや敷布団は、適当な弾力性があり、やや固めのものを選ぶ。
④乳幼児の寝具は、汗や尿などの排泄物で汚れやすい。寝具は通常個人もちであるので、週末は布団やシーツを持ち帰って、洗濯・乾燥するよう保護者に指導する。2セット用意すると便利である。また、清潔を保つためには洗濯に耐える素材が条件である。
⑤子どもの顔色の観察のため、暗くしすぎないよう配慮する。睡眠リズムの確立のため、昼寝の場合は暗くする必要はない。
⑥騒々しくないように配慮するが、昼寝の場合、特別静寂にする必要はない。
⑦入眠後に発汗がある場合は、汗をふき取り、衣服を着替えさせる。また、夏季は目覚めたときに水分補給を行う。

就寝前の支援

　幼児の場合、夜の就寝前は、歯みがきの確認、パジャマへの着替え、排尿が必要である。保育者は、子どもがスムーズに就寝できるように、周囲の音を静かにし、室温を24℃から26℃くらいに調節し、電気を暗くする。就寝前に明るい光を浴びると睡眠リズムを乱すことにつながる。また、ベッド周辺はできる限り落ち着ける雰囲気に整えておくとよい。就寝前には、「おやすみなさい」のあいさつを交わすことも忘れないようにする。添い寝をするこ

【乳児の寝かせ方】

乳児のベッドへの移動の仕方	留意点
①保育者は乳児と向かいあう姿勢でベッドに近づく。 ②臀部からベッドに下ろし、下半身をベッドに安定させる。 ③頸部から後頭部をしっかり支えながら頭部を落ち着かせる。	①溢乳、吐乳がある場合には、顔は横に向けて寝かせる。 ②乳児は、乳幼児突然死症候群の危険度を下げるため、原則的に仰向け（仰臥位）で寝かせる

昼寝のチェックポイント
①乳児は原則的に仰向けで寝かせる。 ②途中で寝返りをした場合は、寝てから仰向けにする。 ③呼吸、顔色を5分おきに確認して記録する。 ④昼間の睡眠のため、特に薄暗くしたり、静かにする必要はない。顔色が観察できるような明るさにする。

とで安心して寝付くことができる子どもが多い。

(3) 外気浴における留意点

　生後1か月を過ぎたら、健康状態に異常がなければ、晴天時を選び、外に出てみるとよい。ただし、夏季は、紫外線量の多い午前10時から午後2時の間はできる限り避け、帽子をかぶらせてから外に出る。最初は5分程度から徐々に時間をのばしていく。室内と外気の温度差には十分注意し、気温の低い冬季には、気温にあわせて上着をはおらせ、あたたかい帽子を着用する。生後1年を過ぎると、2時間くらいの外気浴（外遊び）ができるようになる。ただし、その日の健康状態を十分確認し、体調が悪ければ無理に外出することは控える。外にいる間は、目を離さないようにする。暑い季節は、外出後に水分補給を心がける。

①**おんぶ**：おんぶは、首がきちんとすわってから行う。おんぶひもやベビーキャリアを使っておんぶをする場合、足や胸元をきつく締めすぎると、乳幼児の呼吸の妨げになったり血液循環障害を起こしたりするので、おんぶをする場合は、ゆるすぎず、きつすぎず、適度な余裕を保つ。おんぶの際には、乳幼児の両手がひもから出ていること、両足の動きが妨げられていないことを確認する。

②**ベビーカー等**：授乳直後や長時間のおんぶは好ましくない。特に30分を超えて長時間出かける場合には、ベビーカー、バギー（図3-6）などを用意するとよい。

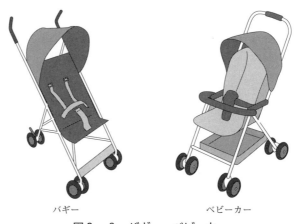

図3-6　バギー、ベビーカー

2 ── 食事習慣形成のための支援技術

(1) 授乳の方法

　授乳期および離乳期は、母子の健康にとって大変重要な時期であり、母子の愛着形成や子どもの心の発達に大いに影響を与えることから、妊産婦や子どもに関わる保健医療従事者が授乳・離乳に関して、基本的な事項を共有化し、同じように支援を進めていくことができるように「授乳・離乳の支援ガイド」が策定された（表3-6）。

　授乳期には、子どもは「お乳を飲みたい」という要求を訴え、母親はその要求を見逃さずに与える。そういった両者のかかわりが繰り返されることによって、乳児は精神的に安定し、健やかな母子・親子関係が形成されてく。

　母乳または育児用ミルク等の乳汁栄養から幼児食に移行する過程を離乳期と呼ぶ。乳児の摂食機能は、乳汁を吸うことから、食物を噛みつぶして飲み込むことへ発達し、摂食行動は次第に自立へと向かっていく。このような時期に培われた味覚や嗜好は、その後の食習慣にも影響を与える。しかし、乳児の食欲、摂食行動、成長・発達の仕方、地域の食文化、家庭の食習慣等はさまざまに異なるため、画一的な離乳とならないように留意する必要がある。乳児が摂食を嫌がるときには強制的に食べさせようとしないで、楽しくおいしく食事が摂取できるような環境を整えることを基本とし、子に応じて健康を維持し、成長・発達を促すようにしていく。

　授乳においては、母乳や育児用ミルクといった乳汁の種類にかかわらず、授乳を通して、健やかな子どもを育てるという「育児」支援が大切である。

表3-6　授乳の支援を進める5つのポイント

①妊娠中から、適切な方法を選択でき、実践できるように、支援しましょう。
②母親の状態をしっかり受け止め、赤ちゃんの状態をよく観察して、支援しましょう。
③授乳のときには、できるだけ静かな環境で、しっかり抱いて、やさしく声をかけるように、支援しましょう。
④授乳への理解と支援が深まるように、父親や家族、身近な人への情報提供を進めましょう。
⑤授乳で困ったときに気軽にそうだんできる場所づくりや、授乳期間中でも、外出しやすく、はたらきやすい環境を整えましょう。

厚生労働省「授乳・離乳の支援ガイド」2007年

育児で必要となるのが、赤ちゃんを観察してその要求に対応していく力である。特に、母乳や育児用ミルクの授乳は乳児の空腹のリズムによって行う。

(2) 調乳の方法

調乳とは、子どもの成長発達に応じて、育児用ミルクを飲ませる場合に、粉乳の量と濃度を分量どおり調整することをいう。調乳には、毎回調乳する方法と、1日分まとめて調乳する方法がある。どちらの方法でも、乳幼児の口に入るものなので、保育者は必ず石けんで手洗いを十分行った上で調乳する。

【無菌操作法による調乳の手順】

一般家庭や少人数を対象に毎回調乳する場合は、衛生的に調乳して細菌を育児用ミルクのなかに混入しないよう調乳する無菌操作法がよく使われる。

手　順	留意点
＜必要物品＞ 　大きな鍋、哺乳ビンバサミ、哺乳ビン、乳首、キャップ、計量スプーン、育児用ミルク	・哺乳瓶はガラス製がよい。
＜洗浄、殺菌方法＞ ①大きな鍋に哺乳ビン、哺乳ビンバサミを入れ、煮沸する。 ②沸騰して5～10分で湯をこぼし乾燥させる。	・沸騰する場合は、すべての物品がかぶるぐらい水を入れる。
③別の鍋に、乳首、キャップ、計量スプーンを入れ、煮沸する。煮沸後3分以内で火を止める。 ④湯をこぼし、乾燥させる。	・乳首は、沸騰しすぎると、変形してしまうことがあるので、煮沸しすぎない。 ・専用の清潔なケースに入れ乾燥させておくとよい。
＜調乳の手順＞ ①調乳する場所を清掃・消毒する。	・手先、掌、手首までしっかりと丁寧に

※6 育児用粉ミルク加工の過程で混入する可能性のある食中毒原因菌（E.sakazakiiなど）の不活化目的で70℃以上にする。

②石鹸を使いしっかりと手洗いをする。 ③沸騰してから70℃以上※6を保ったお湯を、洗浄・殺菌した哺乳ビンに、できあがり量の2/3ほど入れる。 ④計量スプーンで規定量の育児用ミルクを哺乳ビンのなかに入れる。 ⑤やけどに注意して哺乳ビンを軽く振ってとかす。 ⑥できあがり量まで70℃以上の湯を正確に入れる。 ⑦混ざったら、ただちに流水をあてるか、冷水または氷水の入った容器に入れて、人肌（37℃くらい）程度まで流水で攪拌しながら冷ます。 <哺乳ビンの洗い方> 　哺乳瓶はすぐに水洗いする。乳首はホルダーからはずし、水洗いする。洗剤と瓶ブラシ大・小でそれぞれよく洗う。十分すすぐ。乳首の穴には水を通す。 　その後消毒する。	手洗いをする。手洗い後は、清潔なタオル等で水を拭きとる。 ・電気ポットを使用する場合は、スイッチが切れるまで待つ。鍋で湯を沸かす場合には、ぐらぐらと沸騰させる。 ・添付のスプーンですりきって入れる。 ・やけどをしないように、清潔なふきん等で哺乳ビンをくるんでもつとよい。 ・ミルクの温度を確かめるには前腕の内側にミルクを数滴たらしてみる。 ・調乳後は、細菌が繁殖するのですぐに飲ませるようにする。調乳後2時間以内に使用しなかったミルクは捨てる。 ※育児用ミルクは先に規定量をすり切ってビンのなかに入れ、その後70℃の湯を加えてとかす方法もある。この場合もできあがり量が正しいことを確認する。

【終末殺菌法による調乳の手順】

　施設や病院など大人数の子どもの調乳あるいは1日分まとめて調乳する場合に、終末殺菌法がよく使われる。この方法は、人数分の粉乳をぬるま湯でよく溶かし、人数分の哺乳ビンに分け入れた後、哺乳ビンを滅菌、冷却し、10℃以下の冷蔵庫のなかで保管しておく。授乳時、必要な分だけ冷蔵庫から取り出し、湯煎にかけて、人肌（37℃くらい）に温め使用する。

母乳

　分娩後4～5日頃までに分泌される母乳を初乳という。初乳は粘性が強く、黄色味を帯びている。栄養的にたんぱく質、無機質が多く、脂肪と乳糖が少ない。ラクトアルブミンやラクトグロブリン、IgAやラクフェリンなどの感染抑制因子を多量に含む。成熟乳は、淡黄白色であり、腸内でのビフィズス菌の増殖を促す作用がある。人工乳に比べて栄養吸収が優れている。しかし、母乳栄養の場合、腸内細菌叢はビフィズス菌の増殖が盛んであるため、ビタミンKが産生されず出血しやすくなる。

　母乳を乳児栄養としている乳児は、吸啜反射や探索反射により、口に母親の乳房が触れると、空腹状態ではなくても乳首全体を口のなかにほおばり吸いつく。次第に空腹になると、母親の乳首を舌を使って上顎に押しつけるようにして母乳を強い勢いで飲むようになる。すると、胃のなかに空気を吸

い込んでしまうため、授乳後には縦抱きをして、排気をする必要がある。生後1か月半を過ぎると徐々に吸啜反射は消失し、自律哺乳に移行していく。

人工栄養

① **育児用調整粉乳**：育児用調整粉乳は、母乳の成分濃度に近づけ、母乳の代替品として消化・吸収しやすいように作られている。育児用調整粉乳は、カゼインを減らしてラクトアルブミンを増やしている。また、脂肪分の多くを植物性脂肪に換え、不飽和脂肪酸を多くしている。ビフィズス菌の増殖を促すために糖質は乳糖とし、鉄分、ビタミン、亜鉛等を添加している。

② **フォローアップミルク**：生後9～11か月の栄養補給用ミルクで、離乳食では十分に栄養が摂取できない時に利用する。

(3) 離乳の方法

生後5か月くらいになると、よだれが増えはじめ、大人が食べているものを欲しがったり、指やおもちゃをなめたりという行動が増えてくる。味覚の発達は不十分であるが、母乳栄養では足りない栄養素を補うためにも生後5か月から7か月頃をめやすに離乳食を開始する。また、このころになると哺乳反射が減弱し、スプーンを口に入れても嫌がらなくなる。また、離乳食をはじめることで、咀嚼機能が発達していく。離乳食の進め方のめやすを参照にして離乳食を与えていく（図3−7）。

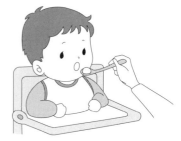
離乳食の介助

なお、乳幼児期は、発育・発達過程にあり、授乳期・離乳期は、安心と安らぎのなかで食べる意欲の基盤をつくる過程となる。離乳期には、少しずつ食べ物に親しみながら、目で見て、触って、自分から進んで食べようとする意欲を促すことが大事である。集団保育のなかでは、先生や友達が楽しそうに食べているのをみながら、食べる意欲が育まれ、おいしく食べた満足感をもてるようにしていくことが望ましい。やがて、物を手でつかんで口まで運び、口に入れるという行動に発展すると、いろいろな食べ物を味わう経験をする。こういう体験を通して、自分で進んで食べようとする力が芽生えてくる。

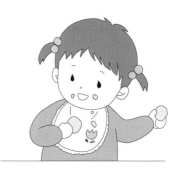

手づかみ食べ

【離乳食の与え方】

①乳児の手を濡れおしぼりで拭き清潔にする。
②胸にエプロンをかける。
③乳児の空腹なときに離乳食をスプーンで与える。最初は1さじずつ舌の上に乗せ、慣れてきたら徐々に量・種類を増やしていく。スプーンを押し出し口から出してしまうこともあるが根気よく続けるようにし決して無理をしないようにする。
④離乳食を与えるときは、乳児の目を見て食事内容を説明し、「おいしいね」と声をかけながら与える。
⑤離乳食を与え終わってから不足分を補うための授乳をする。
⑥食べ終わったら、口のなかに水かお茶を含ませ口内を清潔に保つ。最後に口の周りをガーゼでやさしく拭き取って清潔に保つ。

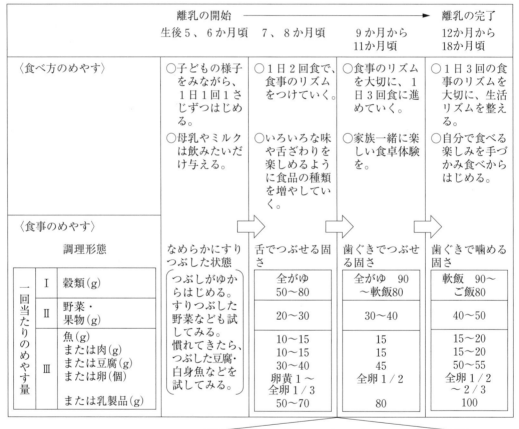

図3-7　離乳食の進め方のめやす
出典　厚生労働省　「授乳・離乳の支援ガイド」2007年

第3章●子どもの保健と環境

⑷　1日の食事量の目安

　「食事バランスガイド」を活用し、家族（成人）の1日の食事量と、子ども（1歳）の1日のめやすとなる量を具体的にイメージできる。また、4歳、5歳児では、「バランスガイドコマにシールをはろう」などを通し、食事のバランスを考える機会となる。「食事バランスガイド」とは、1日に「何を」「どれだけ」食べればよいのかが、一目でわかる食事のめやすであり、主食、副食、乳製品、果物の5グループの食品を組み合わせバランスよくとれるよう、コマにたとえてそれぞれの適量をイラストでわかりやすく示している。

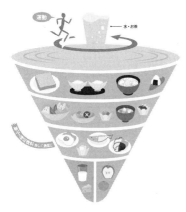

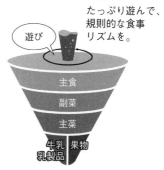

◆主食、副菜、主菜はそれぞれ1/2弱程度。
◆果物は1/2程度。
・まだ十分に咀嚼ができないので繊維質のかたい葉物や肉類などは控えて。薄味で。
・主菜として乳製品を使うこともできる。
＊牛乳は離乳の進行（完了）状況に応じて個別対応。牛乳を与えるのは1歳以降が望ましい。

成人の料理の組合せ例はおおよそ2,200kcal。エネルギー及び主要な栄養素の試算から、子ども（1歳）の食事量を検討すると、主食、副菜、主菜をそれぞれ1/2弱、果物を1/2程度が、1日の目安となる量と考えられた。

図3-8　家族（成人）と子どもの1日の食事量の目安
出典　厚生労働省「授乳・離乳の支援ガイド」2007年

3 ── 排泄習慣形成のための支援技術

⑴　おむつ交換

紙おむつ

①サイズ：紙おむつはSサイズからLLサイズまであり[※7]、乳幼児の体重や体形に合わせて適切なものを選ぶ。

②処理の方法：一度使ったら使い捨てが原則である。便のついた紙おむつは、便のみトイレに流す。子どもが下痢をしている場合には、使い捨て手袋を使って処理をする。その後、汚れた部分を内側にまるめて、できる限り小さく折りたたんで最後に両端をテープで閉じてから捨てる。ゴミの分別は

※7　Sサイズでも大きい場合は、病院などで使用している未熟児用の紙おむつがあるので、おむつメーカーに問い合わせてみるとよい。

表3-7 紙おむつのサイズ

体重	サイズ
体重6kgまで	S
5～11kg	M
10kg以上	LまたはLL

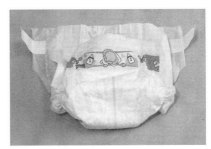

紙おむつ

地域の規定にあわせる。

布おむつ

①選び方：吸収がよく洗濯に耐えられるもので、素材が柔らかいものを選ぶ。

②形：一般に売られているものには、綿素材で、輪状になったもの、長さ70cmから80cm、幅が34cmくらいの長方形のものが一般的である。布おむつをあてる場合は、おむつカバーを併用する。

③洗濯・乾燥：保育所で布おむつを使用するときは、保護者が用意して持ち帰るか、リースを利用していることが多い。家庭ではおむつを洗った後は、十分乾燥させる。このとき、洗剤が布おむつに残っているとおむつかぶれの原因になるので、合成洗剤や粉石けんの場合は、よく溶けていることを確認してから布おむつを入れて洗うようにし、すすぎは十分行う。

【おむつのあて方の手順】

おむつのあて方の手順	留意点
<紙おむつのあて方> ①紙おむつは広げて準備しておく。 ②乳幼児の腰骨にテープ部分がくるように臀部を持ち上げ身体の下に紙おむつを敷きこむ。 ③股関節および脚の動きを妨げないように、おむつをあてる。 ④腹部を圧迫しないように、臍の下におむつをあてるようにする。 ⑤腹部を圧迫しないように、指2本分のゆとりができるようにテープを止める。 <布おむつのあて方> ①男の子は、前側を厚くし、女の子は、後ろ側が厚くなるように布おむつを準備しておく。 　臍にかからないように長い部分は折り返し、おむつカバーをあてる。	①男女別の紙おむつもあるので、子どもの体格、尿量に応じて選択する。 ②両足首を持ち上げると股関節脱臼や股関節を痛めることがあるので、両足は支える程度にし、臀部を持ち上げる。 ③股関節の動きをよくするためには、股関節が自由に動

く状態にする。乳幼児の下肢がM字型になるようにおむつをあてるのが基本である。

④乳児は腹式呼吸を行っているため、腹部を圧迫しないようにゆとりをもたせる。あまりゆとりを取り過ぎると尿の重みで下方にずれてきてしまうので、腰骨でしっかりテープが止まるように、腰に隙間をなくし、やや斜め下向きにテープを止めるとずれにくい。

⑤おむつカバーをあてるときは、布おむつがカバーからはみだしていないことを確認し、はみだしていたらおむつカバーのなかに入れ込む。

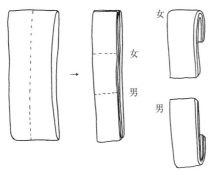

布おむつのたたみ方

②おむつカバーから布おむつがはみ出さないように、おむつカバーより1cmくらい下げて布おむつをセットしておく。

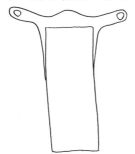

布おむつのセットの仕方

③乳幼児の腰骨におむつカバーがあたるようにし、臀部を持ち上げ身体の下に布おむつを敷きこむ。股関節がM字型になるように、股関節にまたがらないようにはみだした布おむつを少し内側に折り込み腹部を覆うようにあてる。
臍にかからないように長い部分は折り返し、おむつカバーをあてる。

【おむつ交換の手順】

布おむつと清拭用タオルを使っての交換	紙おむつと使い捨ておしり拭きを使っての交換	留意点
＜必要物品＞ おむつ おむつカバー（汚れた場合） ティッシュペーパー（切り取りやすくした、やわらかいトイレットペーパーも可） 清拭用タオル（お湯で絞る） 汚物入れ・おむつバケツ・使用後のタオル入れ（ペダル式の蓋つきバケツ） ウェットティッシュまたはアルコール入り手指消毒剤	＜必要物品＞ 紙おむつ ティッシュペーパー 使い捨ておしり拭き 汚物入れ・おむつバケツ・使用後のタオル入れ（ペダル式の蓋つきバケツ） ウェットティッシュまたはアルコール入り手指消毒剤	・冬季は使い捨ておしり拭き専用のウォーマーが便利である。 ・おむつ交換は、場所を決めて行う。

①尿の場合には、おむつを外して、温かいタオルで外陰部を清拭する。 ②排便の場合は、便をティッシュペーパーなどで拭き取る。拭き取ったティッシュペーパーは汚物入れに入れる。おむつの汚れた面がおしりに触れないようにおしりの下にたたみ込む。 ③温かいタオルで清拭し、きれいになったらおむつを取り除き、タオルとおむつをそれぞれのバケツに入れる。 ④手をウェットティッシュで拭くか、手指消毒剤を擦り込む。 ⑤新しいおむつをあて、おむつカバーをあてる。 ⑥手を洗う。	①新しいおむつをあらかじめ広げておしりの下に敷く。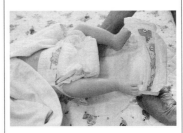 ②尿の場合には、温かいタオルか使い捨てのおしり拭きで清拭する。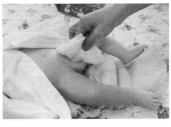	・尿はきれいに清拭しないと、尿中のアンモニアによって皮膚炎を起こすことがある。
布おむつのかえ方 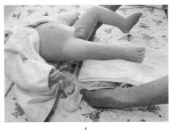 ↓ 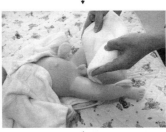 ↓ 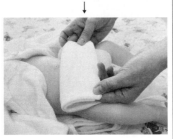	③排便の場合は、おしりに付着した便をティッシュペーパーでざっと拭きとり、紙おむつのなかに一緒に入れる。おむつの汚れた面がおしりに触れないようにおむつを折っておしりの下にたたみ込む。 ④使い捨てのおしり拭きで清拭し、きれいになったらおむつを取り除きおむつバケツに入れる。使い捨ておしり拭きは汚物入れに入れる。 ⑤手をウェットティッシュで拭くか、手指消毒剤を擦り込む。 ⑥下からおむつが出てくるので、あててテープを止める。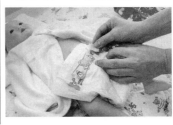	・女児では、腟に汚れが入らないように前から後ろに向かって拭き取る。 ・おむつ交換台や敷物が便で汚染した場合は、ただちに消毒する。

	⑦手を洗う	
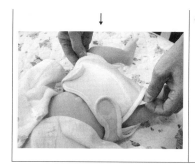		

4 ── 衣服着脱習慣形成のための支援技術

(1) 子どもの衣服

　子どもの衣服を選ぶ際は、子ども自身の特性（体形、活動内容等）や着脱を考慮する。たとえば、❶衛生的である、❷衣類の着脱がしやすい（乳児の場合は保育する者が着脱させやすいもの、幼児期は子ども自身が着脱しやすいもの）、❸保温性・吸湿性・通気性に優れている、❹手足の自由な動きを妨げない、❺付属のひもや金具、装飾品などが活動中に手足、首などに引っかかったり、遊具に巻き付いたりしない、❻皮膚に刺激を与えない、❼経済的で、かつ洗濯をしても大丈夫である、といったことが挙げられる。

　以下に、乳児に対する衣服の着脱の手順、および留意点について挙げる。

【乳児の服の着せ方】

着脱の手順	留意点
＜必要物品＞ 着替える衣類、下着、おむつ ＜前開き＞ ①着替える衣類の袖口をたくしあげ、袖口から手を通し、乳児の手を片方ずつ通す。 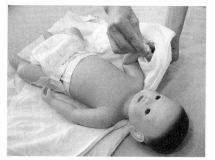 前開きの服の着せ方	上着と肌着は、袖も含めて重ねて組んでおく。 ＜前開き＞ 　前開きの衣類が身体に比べて小さめの場合は、肩甲骨より下方に衣類をずらし乳児の肘を肩の方に引き上げ手先から下方に向けて通す。

<プルオーバー（頭からかぶるもの）>	<プルオーバー>
①かぶりの衣類は、頭の部分を両手でたくしあげ、乳児の顎にひっかけるように頭を通す。顎にひっかからない場合は、頭頂部から通す。 ②片方ずつ乳児の手を通す。	プルオーバーの衣類が身体に比べて小さめの場合は、頭を通し、両手を通したあと、肩をあわせる。

5 ── 清潔習慣形成のための支援技術

(1) 手洗いの方法

　子どもは生活のなかで実にさまざまなものに手を触れている。遊びの後、食事の前、排泄の後など生活の節目できちんと手を洗うことによって多くの感染症から身を守ることができる。また、一人ひとりの子どもが手洗いをきちんと行うことによって、集団内での感染の蔓延も防止できる。

　保育者は正しい手洗いの方法を子どもに教えなければならない。しかし子どもは、保育者の手洗い場面を見てまねるため、基本的には言葉で教えるよりもまず保育者自身が正しい方法できちんと手を洗うことが必要である。

【流水による手洗い】

<手順>
保育者が手を洗うとき：始業時、おむつ交換後、排泄の世話の後、用便後、種々の活動援助の後、子どもの鼻をかんだ後、食事や授乳の準備の前、けがの手当ての前後、動物・昆虫に触れたとき、清掃後など。
子どもが手を洗うとき：登園時、種々の活動後、食前・食後、動物・昆虫に触れた後など。帰宅時の手洗いも指導する。

<事前準備>
職員：爪を短く切る。マニキュアは落とす。時計やアクセサリーをとる。
子ども：爪を切る。子どもは手の甲と指の間を忘れやすいので注意が必要。

	①石けんをつけ手のひらをよくこする		②手の甲を伸ばすようにこする
	③指先・爪の間を念入りに洗う		④指の間を洗う
	⑤親指と手のひらをねじり洗いする		⑥手首も忘れずに洗う

⑦手を拭く 通常：タオルは個人もち。トイレ用と分ける。 感染予防：ペーパータオルで拭く。手洗い後、アルコール含有手指消毒剤を使ってもよい。	 ＊水の止め方：ペーパータオルで水栓を回すか、手首や肘で止める。自動水栓が最も望ましい。

(2) 入浴の方法

ベビーバスでの沐浴

　新生児は、身体の抵抗力が弱いため、ベビーバスを使用してお風呂に入れた方がよい。沐浴の前には、健康観察を十分行う。授乳直前は不機嫌なことが多く、授乳直後は入浴中に嘔吐や排便がみられることがあるので避ける。乳児期を通して皮膚は弱いので、こすらないよう優しく洗う。新生児の疲労を考え、全過程を15分くらいで終えるようにする。

【ベビーバスでの沐浴の手順】

<必要物品>
バスタオル、ガーゼハンカチ、沐浴布、ベビーバス、洗面器、小ピッチャー（かけ湯用、なければ家庭風呂の手桶でよい）、湯、赤ちゃん用石けん（ベビー用ボディソープ）、湯温計、綿棒、着替え、おむつとおむつカバー、着替えを載せる布団、ベビー用ヘアブラシ、赤ちゃん用ローション

手　順	留意点
①身支度をし、手洗いをする。 ②着替えの衣服を重ねて組んでおき、おむつ、おむつカバーも広げておく。バスタオルは2枚に折ってひし形に広げて置く。両方ともベビーバスから近いところにセットする。 ③ベビーバス、洗面器、ピッチャーに湯を8分目まで入れる。 ④乳児を裸にして観察する。 ⑤沐浴布をかけてしっかり抱き、足先からゆっくり入れて湯になじませる。 ⑥臀部を支えていた手をはずして湯船につからせる。	・室温は、24〜26℃に調整する。 ・湯温計で温度を正確に測って入れる。夏は38〜39℃、冬は39〜40℃にする。かけ湯のお湯は冷めるので40〜41℃にしておく。 ・乳児は両手に沐浴布をかけてやると安心して暴れない。

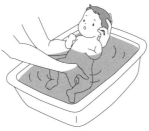

湯船に入れるときの抱き方

⑦洗面器の湯でガーゼを絞り、目、顔を優しく拭く。目は片方ずつ、顔は2〜3回に分けて拭き、拭き残しがないようにする。耳も片方ずつ拭く。それぞれの動作でガーゼをゆすぐ。

⑧ガーゼをベビーバスの湯でぬらして頭をぬらす。石けんで頭をなでるように洗う。ガーゼで洗い流す。ガーゼを絞って拭く。

・目やにがあるときは、入浴前に清潔な脱脂綿をぬらして片方ずつ拭き取っておく。

・赤ちゃんの頭用シャンプーを使用してもよい。
・頭を洗うとき、耳はふさがなくてよい。湯が目に入らないように注意する。
・ガーゼはいつもベビーバスの決まった場所におくと能率がよい。
・首や脇の下はあせもができやすい場所なので注意して洗う。

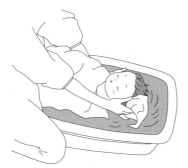

頭の洗い方

⑨洗う部分だけ沐浴布をはずしながら、石けんをつけて首、腕、胸、腹を洗いガーゼで流す。
⑩沐浴布を乳児の足元にずらす。
⑪背中を向け、石けんをつけて洗い、ガーゼで流す。

・洗っていた手を乳児の自分から遠い側の脇の下に入れて脇と肩をしっかりとつかむ。頭部を支えていた手と協同して背中を向ける。顔が湯につかないよう注意する。
・男子は陰嚢の裏、女子は陰唇の間をきちんと洗う。

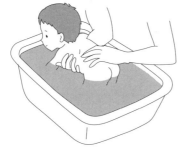

背中の洗い方

⑫元の位置に戻し、沐浴布をかける。

⑬足を洗いガーゼで流す。湯のなかでよい。
⑭外陰部に石けんをつけて洗い、ガーゼで流す。
⑮声をかけながら少しゆっくり暖める。
⑯沐浴布をはずし、体を少し引き上げ足元からかけ湯をする。
⑰湯から出し、バスタオルでくるむ。
⑱頭から押さえ拭きをする。わき、背中もきちんと拭く。

・介助者がいればかけてもらう。
・石けん分を残さないため、可能ならシャワーで流すとよい。

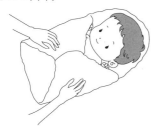

押さえ拭きの仕方

⑲赤ちゃん用ローションでスキンケアをする。
⑳衣服の袖を通しおむつをあてる。
㉑綿棒でへその水分をとる。
㉒服を着せる。

・臍の断面からの出血、分泌物、臍周囲の発赤がないか観察する。これらの症状は臍に炎症を起こしているサインである。
・耳の掃除は耳介の水分を拭き取るくらいにし、奥まで綿棒を入れないようにする。

【沐浴時に配慮すること】

①沐浴前に、体温が37度5分以上の場合や哺乳状態がいつもに比べて悪い場合、泣き方が激しく機嫌が悪い場合、下痢や嘔吐がある場合、皮膚に湿潤した湿疹がある場合、予防接種をした場合、その他異常が認められる場合は、沐浴を中止する。
②授乳直後や空腹時は、沐浴は避ける。
③脱衣場と沐浴場の温度・湿度に大きな差がないようにする。
④裸体にしたら、バスタオルなどで身体全体をくるみ、沐浴前と沐浴後に寒さを与えないようにする。
⑤長時間の入浴は、体力を消耗させるので、ベビーバス内に入れる時間は5～7分程度とする。

家庭風呂での入浴

首のすわる3か月を過ぎるころから、家庭風呂で大人と一緒に入浴することができるが、乳児期には、日中の暖かい時間に入浴時間を決めてゆとりをもって入浴をすることが望ましい。

幼児期になると活動量が増え、汗をかくことが多くなるため、毎日入浴す

ることが望ましい。入浴は、家族と一緒に入り、耳の後ろ・首・腋窩・足の指・足の裏・臀部（おしり）など、洗いにくいところの洗い残しがないように洗えたかを確認し、洗い方を教えながら介助する。入浴は、家族とコミュニケーションを図るとてもよい機会でもある。湯船につかる時間は、あまり長すぎないように顔色を見ながら湯船から出すようにする。

清拭の方法

清拭とは体を拭くことをいい、病気などで入浴（沐浴）ができない場合に行うものである。清拭には、全身清拭と部分清拭とがある。

綿毛布やバスタオルで子どもを覆い、拭く場所だけ露出させる。ハンドタオルやガーゼをやや熱めのお湯に浸してしぼり、顔から順に全身を拭く。長期間入浴できない場合は、石けんを少量タオルにつけて拭き、石けん分を拭き取る。拭き取ったらすぐにバスタオルで身体全体を覆い寒さを伴わないように留意する。手浴、足浴、臀部浴等、必要な部位のみ洗う方法もある。

(3) 浴後ケアの習慣形成

スキンケア

乳児の皮膚はとても薄く、乾燥、細菌の侵入、紫外線、アレルゲンの侵入を防ぐなどの皮膚バリア機能が弱い。したがって、入浴の際は、石けんをよくあわ立てて皮膚をこすらないようにやさしく洗い、さらに石けん分が皮膚に残らないよう、シャワーで洗い流すとよい。皮膚を拭くときも同様で、強くこすらないことが原則である。入浴後や食後に顔を拭いた後などは、市販されている乳児用のローションを塗布することが必要である。皮膚を清潔にし、ローションで保湿することが一般的なスキンケアの方法だが、湿疹など皮膚に異常が認められるときは皮膚科医に相談する。

幼児期も子どもの皮膚をよく観察した上でスキンケアを継続することが必要である。

爪切り

乳児は爪が早く伸び、薄くて皮膚を傷つけやすいため、1週間に2回くらいは爪を切るようにする。また、幼児は爪が伸びていると自分の皮膚を傷つけたり、他の子どもを傷つけることもあるため、1週間に1回くらいは爪を切るようにする。年長になって、爪切りに興味をもちはじめたら、爪の切り方を教えていくとよい。子どもの爪が伸びていることに保育者が気づいた場合、連絡帳などで保護者に知らせることが必要である。

歯磨き

保育所・幼稚園での歯みがきは子ども集団の利点を生かして友だちと一緒

に楽しく歯みがきの習慣がつくよう援助する。

　家庭では就寝前の歯みがきと保護者の仕上げみがきが重要であることを理解してもらい、保育所と家庭が一緒に取り組むよう心がける。

　1歳から歯ブラシをもたせて仕上げみがきをしている園や年少クラスから歯みがき指導をはじめ、自分で歯をみがくことを中心にしている園が多い。歯ブラシの実際と同時にパネルシアターや劇など子どもたちが目で見てわかる指導方法が効果的である。

　親をまねることが楽しい10か月ころから、親子でいっしょに歯みがきをすることが効果的である。その後仕上げみがきをすることは親子でのスキンシップにもなる。

表3－8　各年齢における歯みがきの留意点

年齢	口腔の状態と子どもの発達	留意点
0歳	・歯が生えていない。	・スキンシップをして顔や口の周りに触る。
6か月	・乳歯が生えはじめる。 　遊びの一環として歯ブラシを口に持っていく。 　歯ブラシをくわえたり、かむ。	・ガーゼや綿棒で歯を拭く。 ・歯ブラシをくわえているときは目を離さない。
1歳	・乳歯の前歯が生え揃う。 　大人の歯みがきに興味を示す。 　歯ブラシを口に入れて動かすまねをする。 ・乳歯の奥歯が生えはじめる。 　歯をみがかれることに慣れる。 　口に水をふくみ、吐き出せる。	・機嫌の良いときに膝に寝かせて軽く歯みがきをする。1日1回は軽くみがく。 ・歯みがきは親がする。 　歯みがきをするところを見せたり、一緒にしようと声かけをする。 ・歯みがきの習慣をつくる。 　寝る前の歯みがきは家族と一緒にする。 ・子どもが自分でみがこうとする意欲を大切にする。子どもが歯をみがいた後に保護者が仕上げみがきをする。
2歳	・ぶくぶくうがいができる。 　歯みがきは自分でできるようになるが、仕上げみがきは必要である。	・歯みがきの目的を理解させる。 ・ぶくぶくうがいの練習をする。
3歳	・乳歯が生え揃う。 　前歯と奥歯の歯みがきができる。	・仕上げみがきは親が行い、子どものみがきにくいところは介助する。
4歳	・歯みがき・うがい・口をすすぐなどがひとりでできる。	・子どもにみがき方を教える。 　食後の歯みがきの習慣を身に付ける。
5歳	・食後の歯みがき・外出後のうがいなどの習慣が確立する。	・歯みがきの後、鏡などで確認をさせる。うまくみがけたことを褒める。

【歯みがきの基本ポイント】

ポイント1　仕上げみがきは、口のなかがよく見える体勢で行う。

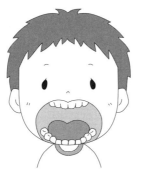

- 大きく口を開けて、口のなかがよく見えるようにする。

ポイント2　歯ブラシを正しく持って、正しくみがく。

正しい歯ブラシの持ち方

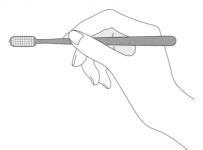

- 鉛筆を握るように、歯ブラシを握る。
- テニスラケットを握るように歯ブラシを握ると力のコントロールができない。

ポイント3　歯の1本ずつ歯ブラシを左右に細かく振動させてみがく。

ポイント4　歯ブラシの毛先を使って、歯の側面・裏側・歯肉の間もていねいにみがく。

ポイント5　口のなかのすすぎをしっかりする。歯みがき剤は、「ぶくぶくうがい」ができるようになってから使用する。

①**前歯のみがき方**：奥歯と違って、前歯はまっすぐに生えているので、歯の面に直角に当たるように歯ブラシを当てる。また、歯と歯肉の境界部分に斜め（約45度の角度）に歯ブラシを当てて、左右に振動させるみがき方（バス法）は、マッサージ効果が高い。

②**歯の側面のみがき方**：歯ブラシを斜めに傾けて、歯と歯肉の間に歯ブラシを当てるようにしてみがく。上下左右、内側も外側も同じように歯ブラシを当てる。歯と歯肉間には歯垢がたまりやすいのでしっかりとみがくことが大切。

　奥歯のかみ合わせ面は虫歯の要注意箇所である。特に、6歳臼歯は歯ブ

ラシが届きにくい歯である。

③**奥歯のかみ合わせ面のみがき方**：奥歯のかみ合わせ面はとても虫歯になりやすいところである。まずは力が均等に加わるよう水平にみがき、角度を変えて念入りにみがくこと。

④**デンタルフロス（糸楊子）の使用**：奥歯のかむ面と歯と歯肉の境目、上の前歯と、歯と歯の間はデンタルフロス（糸楊子）を使用して注意してみがく。

⑤**前歯の裏側のみがき方**：前歯の裏側は歯ブラシを横に細かく動かす。

歯と歯茎の間もブラシをあて同様にみがく。さらに歯と歯の間は歯ブラシを縦に持ち、縦に細かく動かす。

⑥**歯ブラシの管理**：保育所で管理する場合は熱湯をかけ日光に当てる、薬液で消毒するなどしてから乾燥させ、清潔な保管庫に入れる。

⑦**虫歯になりやすいところ**：前歯は、下顎のほうが唾液や舌によって汚れが流されるために、虫歯にはなりにくいが歯石がつきやすい。奥歯は臼状で、下顎のほうが唾液の影響を受けにくく、食べ物のカスなどがたまりやすいため、虫歯になりやすい。特に最初に生える永久歯の第1大臼歯は乳歯の歯列の奥に生えてくるため、子ども自身も気づかなかったり、みがきにくいために虫歯になりやすい。第1大臼歯は、6歳前後に生えてくるので別名6歳臼歯ともいうが、年中児でも生えてくる場合がある。5、6歳児でも歯みがきをまかせきりにするのではなく、必ず1日1回は保護者や保育者が仕上げみがきや口のなかの確認をするべきである。そのほかには、汚れがたまりやすい歯と歯の間、歯と歯肉の境目、歯の裏側などがあり、特に注意が必要である。

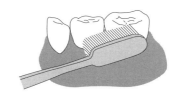
歯の側面のみがき方

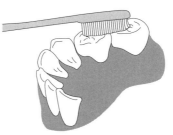
奥歯のかみ合わせ面のみがき方

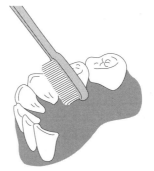
歯の裏側のみがき方

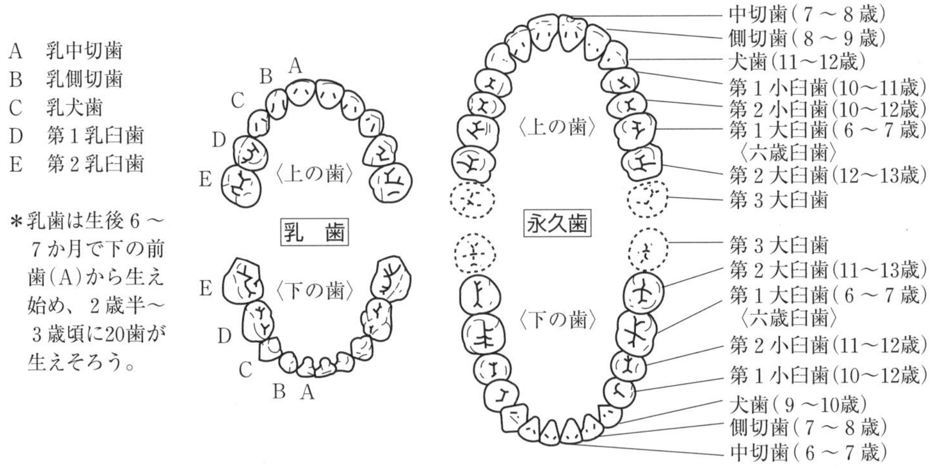

A　乳中切歯
B　乳側切歯
C　乳犬歯
D　第1乳臼歯
E　第2乳臼歯

＊乳歯は生後6～7か月で下の前歯（A）から生え始め、2歳半～3歳頃に20歯が生えそろう。

〈上の歯〉　乳歯
〈下の歯〉

〈上の歯〉　永久歯
〈下の歯〉

― 中切歯（7～8歳）
― 側切歯（8～9歳）
― 犬歯（11～12歳）
― 第1小臼歯（10～11歳）
― 第2小臼歯（10～12歳）
― 第1大臼歯（6～7歳）〈六歳臼歯〉
― 第2大臼歯（12～13歳）
― 第3大臼歯

― 第3大臼歯
― 第2大臼歯（11～13歳）
― 第1大臼歯（6～7歳）〈六歳臼歯〉
― 第2小臼歯（11～12歳）
― 第1小臼歯（10～12歳）
― 犬歯（9～10歳）
― 側切歯（7～8歳）
― 中切歯（6～7歳）

図3－9　ヒトの歯と生えかわる時期の目安

引用・参考文献

1）厚生労働省「保育所保育指針」（平成29年告示）
2）文部科学省「幼稚園教育要領」（平成29年告示）
3）内閣府「幼保連携型認定こども園教育・保育要領」（平成29年告示）
4）厚生労働省「2012年改訂版　保育所における感染症対策ガイドライン」2012年
5）日本保育園保健協議会編『最新保育保健の基礎知識　第7版』日本小児医事出版社　2011年
6）母子愛育会・日本子ども家庭総合研究所編『最新乳幼児保健指針　第5版』日本小児医事出版社　2006年
7）中野綾美編『ナーシング・グラフィカ（29）小児看護学－小児看護技術』メディカ出版　2007年
8）鴨下重彦監『イラスト小児対症ケア　症状看護と生活援助技術の徹底図解－子どもにかかわるすべての人に－』東京文光堂　1990年
9）内山源編『保育のための小児保健ハンドブック』ぎょうせい　1998年

●○● コラム ●○●

着せすぎは乳幼児突然死症候群（SIDS）の危険因子か

　SIDSの原因はいまだ不明である。仰向け寝で育てる、タバコをやめる、できるだけ母乳で育てるという3点が、SIDS発症の危険性を低くするための留意点として厚生労働省から発表されている。しかし、以前から睡眠中のあたためすぎ、着せすぎが発生に関与しているのではないかとも言われている。

　乳幼児が両手を上にあげて寝入っている姿をよくみかける。眠りにつくと、睡眠は次第に深くなり、筋肉の緊張が低下し、心拍数の減少や、手足・皮膚の末梢血管の拡張が起こり、放熱量が増加する。このとき、乳幼児が着ている衣類の量や素材によって身体のなかに熱がこもって体外に放出されない状態になると、衣服や布団のなかの温度が高くなり乳幼児は汗をたくさんかく。湿度も高くなっているので、睡眠中の乳幼児の体温は上がったままの状態になってしまう。このような高温状態が続くと呼吸は浅くなり、低酸素血症が現れたまま深い眠りを続けることになる。乳幼児は、自分で衣類の調整をしたり布団をはいだりすることが難しいため、大人が就寝環境をきめ細かに整えなければならない。布団のなかの空気の入れかわりをしやすくするためには、ふかふかの布団よりは少し硬めのマットの方が身体との隙間ができて放熱しやすくなる。就寝中の子どもの背中に手を入れて汗をかいているようであったら、寝具や肌着の調節をする必要がある。

　この方法がSIDS発生率を確実に減らすかどうかは今後の研究結果を待たなければならないが、乳幼児の睡眠への援助として必要である。

　乳幼児の寝かせ方に気をつけると同時に、保育者は睡眠時の観察、記録を適切に行い、異常の早期発見に努めることが重要である。

第3章 ワーク

Ⅰ．安全衛生に配慮した保育環境の整備について、次の文の（　）に適切な語句を入れなさい。

（1）保育室は、四季を通じて（　①　）、（　②　）、換気等の調整が必要である。また、乳幼児の保育環境においては、（　③　）と衛生面への配慮が欠かせない。（　④　）や騒音対策なども考慮する。

Ⅱ．健康的な生活習慣形成のための養護技術について、次の文の（　）に適切な語句を入れなさい。

（1）子どもの身体発育や特に脳の発達にとって、睡眠は非常に重要である。したがって、乳幼児の場合は、正しい（　①　）の形成に心がけ、現代の夜型生活の影響を与えないようにする。乳児の場合は、子どもの睡眠リズムを中心として授乳や離乳食、（　②　）などの支援をしていく。保育所の昼間の環境のなかで徐々に（　③　）の覚醒時間が長くなるように配慮する。

（2）排泄が自立するまでには個人差が大きいのだが、保育者は、保護者と相談した上で（　④　）くらいまでに子どもの表情や様子を見ておむつを外すトレーニングを行う。

（3）乳児は、衛生的で、（　⑤　）がしやすい衣類を選ぶとよい。衣類を着せる目的は、（　⑥　）と皮膚の（　⑦　）である。新生児期は低体温に注意が必要なため大人より肌着を1枚（　⑧　）し、3～4か月からは大人と同じ程度でよい。1歳を過ぎたら運動が活発になるので薄着でよい。

（4）授乳期および離乳期は、妊産婦や子どもにかかわる保健医療従事者が、授乳・離乳に関して、基本的な事項を共有化し、同じように支援をすすめていくことができるように「（　⑨　）」が策定された。
　　母乳または育児用ミルク等の乳汁栄養から幼児食に移行する過程を（　⑩　）と呼ぶ。（　⑪　）期に培われた味覚や嗜好は、その後の食習慣にも影響を与える。乳児が摂食を嫌がるときには強制的に食べさせようとしないで、（　⑫　）おいしく食事ができるような環境を整え、楽しい雰囲気をつくることを基本とし、個に応じて健康を維持し、（　⑬　）を促すように支援していくことが大事である。

（5）清潔行動は、1．手洗い・洗顔・洗髪・入浴・爪切りなどの（　⑭　）の清潔、2．歯みがきやうがいによる（　⑮　）の清潔など、子どもの身体を清潔に保つ行為、3．清潔な（　⑯　）を身に着ける、4．身の回りの整理整頓を行うといったものがある。

（6）ゲーム遊びを長時間したり、日光を避けるあまり家にこもりがちでは逆に発達上の問題が生ずる。（　⑰　）に触れることは健康づくりでもあり、（　⑱　）をした上で、のびのびと太陽の下で遊ぶことは、有効である。

（解答は225ページ）

第 **4** 章　子どもの疾病と適切な対応

◆キーポイント◆

　子どもは身体の諸機能が未熟であるうえに、細菌やウイルスに対して抵抗力が弱く、たやすく感染を受け、重い症状になりやすい。
　なんらかの原因で健康が妨げられ異常が生じると、普段とは異なる表情や症状があらわれる。特に乳児や年少の幼児では、不快な感覚を言葉で表現できない場合が多いので、子どもの病気を早く発見するために、日頃から、個人の体質、かかりやすい病気や健康時の状態をしっかりと把握し、「なにか変だな」といったわずかな異常にも気づき、適切に対応することが望まれる。
　本章は、子どもの病気を早く発見し、適切に対応するために、普段とは違う状態に対する観察とケアの方法を理解することを目標としている。
　そのために、「子どもに起こりやすい症状とケアの方法」、保育所・幼稚園における「薬の与え方」を学ぶ。また、保育現場でよく見られる「個別的な配慮を要する疾患」や「気になる子どもと思われる疾患」の特徴および対応について学ぶ。

第1節 ● 子どもの病気の特徴、起こりやすい症状とケア

　ケアとは、本来、介護や介助といった具体的な行為のみをさすものではなく、気遣いや配慮も含めた相互的で人間的な営みである。愛情をもって気遣い、心を込めた世話を意味する。

1 ── 発熱

　人は、脳にある体温調節中枢の働きにより、体熱の生産と放散とがバランスを保って、体温を一定に維持している。発熱とは、この体温調節中枢の機能が異常をきたし、体温が平熱より高くなった状態であり、生体防御反応のひとつである。子ども、特に乳児は、体温調節が未熟で体温が変化しやすい。子どもは、体表面積が大きく熱放散が大きいこと、新陳代謝が盛んであること、筋肉や皮下脂肪が少ないことなどから体温調節がうまくできない。
　発熱はなんらかの原因で体温調節中枢の設定温度が変化したために起こる。

体温が通常（正常値）よりも高値に設定されると、設定よりも低い体温を設定点まで上げるために、血管の収縮、ふるえなどによる熱産生が促進されることで体温が上がる。この時にみられる不快感が悪寒戦慄である。設定点が正常値に低下すると血管の拡張や発汗が起こり、体温が下がる。

　子どもの発熱の原因として多いのは、気管支炎、髄膜炎、中耳炎、水痘・風疹などの感染である。

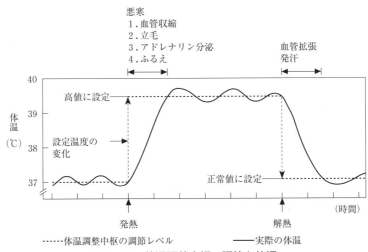

図4−1　体温調整中枢の調節と体温

出典：林正健二『ナーシング・グラフィカ　人体の構造と機能⑴　解剖生理学　第4版』メディカ出版　2016年　p.81

【発熱時の観察】

①**発熱の状況**：急な発熱か、発熱の前に不機嫌や食欲不振があったか、咳やくしゃみをしていたか。
②**他の症状**：呼吸困難、発疹、吐気、嘔吐、下痢、頭痛、腹痛、けいれん、意識障害、関節痛、耳の痛み（急性中耳炎のとき、乳児は耳に手をやるしぐさがある）など。
③**全身状態**：顔色、機嫌、食欲など。
④**環境**：室内の温度、湿度、衣類を着せすぎてはいないか、伝染性疾患の子どもとの接触がなかったかなど。

【発熱時のケア】

①**体温測定**：体温の測定をして、発熱の程度をみる。状況にもよるが一般的に、子どもの発熱は成人より高めの37.5℃以上である。
②**環境の調整**：子どもの部屋の温度は、夏季で25〜28℃、冬季では18〜20℃が望ましい。また、湿度は50〜60％が望ましい。年齢によって、快適と感じる温度は異なるので、衣類や寝具で適当に調整する。
　また、冬季は換気にも注意する。寒気を強く訴えるときには保温をする。

③氷枕・氷のうの使用：氷枕や氷のうは、気持ちよさが目的なので嫌がるようであればしなくてよい。子どもが気持ちよければ、氷枕を使用したり冷却シートを貼ってもよいが、幼児期以降では体温を下げる効果は少ない。

④水分の補給：高熱時には、発汗などで普段よりも失われる水分が多くなるため、嘔吐、吐気がなく水分を欲しがるときは少量ずつこまめに乳幼児用イオン飲料を飲ませる。脱水症状を起こしたときは、水分の吸収率がよい経口補水液（イオン飲料に比べ塩分が多く、糖分が少ない）が必要なこともある。

　発熱時は食欲不振を訴えることが多いので、無理強いせず、消化吸収のよいものを与える。

⑤安静を保つ：発熱時は体力の消耗を防ぐため子どもを安静にさせる。解熱剤の使用によって熱が下がると子どもは一見元気になり、動き回ったりするが、病気が治ったわけではないので安静がしばらく必要である。また、朝方体温が下がっていても、夕方に再び発熱することがよくあるので、発熱しなくなるまで自宅で安静にさせる。

⑥解熱剤の使用：発熱は体の正常な防御反応であるので、解熱剤を使用して無理に下げる必要はない。一般的には39℃以下の発熱に対しては解熱剤の使用は必要ない。また、保育所・幼稚園では解熱剤の使用は原則的に行わず、発熱時は迎えの連絡をする。家庭において、高熱のために、安眠できない、頭痛がする、ぐったりするなどの場合は、一時的に医師の処方した解熱剤を使う。解熱剤を使用した後は、30分から1時間後に体温測定を行うとともに全身の状態を観察するよう指導する。必ず医師の処方したものを使用する。また、成人用に処方された解熱剤を子どもに使用してはならない。

⑦保温：熱の上がり際に、手足が冷たく、寒く感じたりふるえたりする（悪寒戦慄）ときは、毛布などで体をあたため、熱が上がりきって手足が熱くなれば、寒がらない程度に薄着にさせて、掛布団なども多くならないようにする。あんかや電気毛布は、低温やけどや脱水症状を起こすことがあるので使用しない。

⑧その他：園などでの発熱は、伝染性の感染症の恐れもあるので、他の子どもとの接触を避けるため、別室で迎えを待つことが望ましい。

2 ── 嘔　吐

　嘔吐とは、胃内容物が食道を逆流して口から吐きだされることをいう。

　嘔吐は乳幼児によくみられる症状である。新生児は下部食道括約筋が未発達で胃の形も縦型であることから嘔吐しやすく、哺乳後の嘔吐は、空気を飲みこむなどが誘因となることが多い。しかし、なかには消化管の通過障害や感染症の症状としてあらわれることがあるので、吐き方、回数、体重増加の不良の有無やその他の症状に注意する。

【嘔吐時の観察】

①嘔吐の状況：嘔吐が出現した時期、吐き方（咳き込みか、噴水様か、吐き気があったか）、吐物の性状（血液混入、緑色の胆汁の混入、食物残渣の状態など）、嘔吐の回数、量、においなど。

②他の症状：発熱、腹痛、下痢、頭痛、意識障害。
③全身状態：機嫌、食欲、意識の状態、不安感、脱水症状（体重減少、尿量減少、皮膚や粘膜の乾燥）など。

【嘔吐時のケア】
①窒息の予防：服をゆるめて楽にさせ静かに休ませる。
　新生児や乳児は吐物を鼻からも吐き出すことがある。寝かせるときは、気管内に吐物が入らないように顔を横に向かせるか、横向きに寝かせて窒息を予防する。
②水分の補給：嘔吐がおさまり、吐気がなければ水分を少量ずつ頻回に与える。
③気分の不快をやわらげる：嘔吐後には口腔内の不快感があるので、幼児以降の子どもにはうがいをさせ、服が汚れた場合は着替えさせ、楽な姿勢で休ませる。
　また、吐物のにおいで嘔吐を誘発させることがあるので、吐物は速やかに片づける。
④養育方法の改善：乳児の場合は、授乳後の排気が十分に行われないと、寝かせたあとに乳汁を嘔吐してしまうことがあるので、授乳後は排気をさせる。
⑤受診のめやす：嘔吐したものが緑色やコーヒー色であったり血液が混入しているとき、腹痛のひどいとき、元気がまったくなく不安げにしているとき、ひきつけ、脱水症状があるとき、嘔吐が何回も続くときには急いで受診する。
⑥嘔吐時の水分の与え方：強い吐気がおさまったら、水分を一口ずつティースプーンなどを使って、何度も与える。与える量は少しずつ増やす。嘔吐の原因にもよるが、大体半日くらいは、一度にたくさん飲ませるのではなく少量ずつ回数を多く与える。脱水にならないようにと水分を急いで与えようとすると、かえって嘔吐を誘発することがあるので注意する。この場合の水分は電解質と糖分を含む経口補水液がよい。嘔吐が止まらないとき、脱水兆候が改善されないとき、下痢を伴う場合は、口からの補水では十分でないことがあるので早めに医療機関を受診する。
⑦その他：吐物や、吐物で汚れたものは感染性のある物として扱い、取り扱いに注意する。

3 ── 下　痢

　下痢とは、便の回数がいつもより多くなり、液状あるいは液状に近い便を出す状態をいう。原因はさまざまで、食事内容を変えた、冷たいものを食べたり飲んだりした、食べ過ぎや特定の栄養素（脂肪など）の摂りすぎ、冷え、食物アレルギー、ウイルスや細菌の感染などがある。小児期の急性下痢症はウイルス感染によるものが多い。下痢だけが主な症状で、機嫌がよく、食欲も普通で他に症状のない乳幼児の下痢は、単一症候性下痢といい、治療の必要はなく心配ないことが多い。

●○● コラム ●○●

脱　水

　脱水症は、水またはナトリウムイオン・カリウムイオン・塩素イオン・カルシウムイオン・炭酸水素イオンなどの電解質（市販のスポーツドリンクにはこれらの電解質が含まれている）の収入と支出のバランスが破れて、収入が少なくなったか、あるいは、支出が多くなったときあらわれる病的な状態である。その状態によって生命に危険を及ぼす。

　体重に対する体の水分量は、新生児では体重の80％、乳児は70％、成人では60～65％を占めている。すなわち幼弱なものほど水分の占める割合が大きい。体重の約10％の脱水はかなり重い症状を示し、特に乳幼児では発熱、嘔吐、下痢などであっという間に重症の脱水症となることから、脱水の有無は観察の重要なポイントである。

　摂取した水分の体外への排泄は腎臓からの尿が最も多く、次いで肺や皮膚から不感蒸泄として、また残りの10％くらいが便に含まれる水分として腸管から行われる。

【脱水症になりやすい状態】
①発熱のあるとき：発熱によって不感蒸泄が増加する。発熱によって不機嫌となり、食物・水分のとり方が悪くなる。
②嘔吐のあるとき：頻回の嘔吐によって胃液に含まれる水分や電解質が喪失する。水分が摂取しにくい。
③下痢があるとき：腸液内に含まれる水分や電解質を失う。
④水分摂取が困難なとき：意識障害、口内炎、呼吸困難、不適切な養育などがある。

　脱水の徴候は、❶活気（おもちゃで遊ぶ、周囲に話しかける、ほほえみがあるなど）の低下、❷皮膚の弾力性の低下、❸舌の乾燥（ごわごわした感じ）、口腔粘膜の乾燥、❹口が渇く、❺尿量の減少、❻体重の減少、❼大泉門の陥凹（乳児）、❽手足が冷たいなどがあり、重症になると意識障害やけいれんを起こす。

【下痢のときの観察】

①下痢の特徴：下痢はいつからはじまったか、下痢の回数・量、便のかたさ（泥状、水様便）、におい（すっぱい臭い、腐敗臭など）、色（白色、灰白色、黒色、黄色、緑色など）、不消化物の混入、粘液・血液・膿の混入など。
②他の症状：発熱、嘔吐、腹痛、肛門周囲の皮膚の発赤やただれなど。
③全身状態：食欲の状態、脱水症状（体重減少、尿量減少、口腔粘膜・皮膚の乾燥など）の有無、機嫌など。

【下痢のときのケア】

①腹部の保温：適度の温度であたためることは腸のぜん動を抑える効果がある。長時間、ぬれたおむつが腹部にあたっていないように注意し、あたたかい布で腹部全体を包むのがよい。
②水分の補給：医師による特別の指示のない限り、頻回の下痢があるときは経口補水液を飲ませる。脱水兆候がみられるときは、ゆっくりと少量ずつ頻回に飲ませ、尿量増加など脱水兆候の改善がみられれば、回数を減らす。下痢が改善されれば、ゆっくりと食事をもとに戻していく。
③栄養の補給：下痢の回数が多く水様便が続くときは食事を控えることがあるが、水分はこまめに与える。下痢の程度が軽いときは食事は消化のよいものにする。たとえば、柔らかく煮込んだうどん、お粥、柔らかく煮込んだ野菜、白身魚、豆腐などを症状に応じて順次与えていく。牛乳は避けるが母乳は続けてよい。便の状態をみて次第にもとの食事に戻す。
④臀部の清潔：下痢便が刺激になって肛門の周囲がただれやすいので、排便のたびに微温湯（体温程度のお湯）で拭いたり、シャワーで洗い流す。乳児用ローションでスキンケアを行う。ただれがひどいときは受診する。
⑤受診のめやす：下痢の回数が多く元気がないとき、米のとぎ汁のような便、血液や粘液が混入している便、黒っぽい便、機嫌が悪く食欲不振、発熱、嘔吐、腹痛があるとき、経口補水をしても、唇や舌が乾燥して尿量が少なく体重減少が続くとき（脱水兆候）には急いで病院を受診する。
⑥便の取り扱い：伝染性の恐れもあるので、他の子どもとの接触は避け、おむつ交換は慎重に行い、手洗いは十分に、便器やトイレ設備の消毒は厳重にする※1。

※1 保育所における消毒については、第7章の表7-2を参照。

4 ── 腹　痛

腹痛は子どもの訴える痛みのなかで最も多いものの1つである。腹痛の原因で最も多いのは、便秘と胃腸炎である。2、3歳までの「ポンポン痛い」は、体調が悪い、または甘えの表現であることが多い。子どもの訴えをよく聞いて対処する必要はあるが、抱いたりなだめたりしておさまればあまり心配ない。乳幼児は痛みの場所や程度を言葉で正確に訴えることができないので、表情、姿勢、泣き方などに注意する。

【腹痛時の観察】

①**腹痛の状態**：乳児の場合は激しく泣く、抱いても授乳しても泣きやまず、体をえびのように丸めて泣く、乳を飲もうとしないなどがある。幼児の場合は、どの部位が痛むのか痛い場所を自分の手で示させてみて、いつも同じ場所を示すなら、そこが痛いと判断する。また、強い痛みか鈍い痛みなのか観察する。さらに、食事からどのくらいの時間が経っているか確認する。
②**他の症状**：発熱、吐気、嘔吐、下痢、便秘、血便、腹部が張っているか、元気はよいか、ぐったりしているか、顔色、腹部をかばうように前かがみで歩いていないかなど。腹部の外傷はないかどうか観察する。

【腹痛時のケア】

①**安静な姿勢**：静かに寝かせ、子どもの好む姿勢をとらせる。
②**便秘のとき**：医師の指示に従い浣腸をする。
※緊急を要する、あるいは外科的処置が必要となる疾患
- **腸重積症**——2歳以下に多い。嘔吐を伴い、間欠的に痛み（突然火がついたように泣き、しばらく泣きやみ、また泣くのを20分から30分おきに繰り返す）がある。血便がみられることがある。
- **急性虫垂炎**——1歳以下はまれであるが、低年齢では訴えが乏しく診断が遅れやすい。はじめは、腹痛、吐気、嘔吐、発熱、次第に右下腹部へ痛みが移る。前かがみで歩くので異常に気づくことがある。
- **鼠径ヘルニアの嵌頓**——乳幼児に多い。飛び出した腸がヘルニアの出口のところで締めつけられ、そのまま放置すると腸の血液循環が悪くなり壊死に陥る。不機嫌になり、下腹部の痛み、嘔吐などがみられる。
- **腸軸捻転**——乳幼児に多い。激しい痛み、胆汁様の液体（緑色）の吐物を嘔吐する。

5 —— 咳

　咳は子どもの呼吸器の病気で最も多くみられる症状である。咳は、のどや気管・気管支が刺激されると起こる反射で、分泌物（痰）や誤って飲み込んだ異物を除去するための、生体の防御反応のひとつである。喘鳴は、呼吸時に気道から聞こえるゼーゼー、ヒューヒューという雑音で気道のどこかに不完全な閉塞部位がある場合に聞こえる。咳が多くなると体力を消耗させる。

【咳が出るときの観察】

①**咳の特徴**：乾性（ケンケン、コンコン）の咳か、湿性（ゼロゼロ、ゴロゴロ）の咳か、痰が出るか、発作的に起こる咳か、連続性に起こる咳か、咳はいつ出るか（横になったとき、夜中、明け方）など。
②**他の症状**：発熱、呼吸困難、嘔吐など。
③**全身状態**：元気はよいか、顔色、食欲、睡眠状態、不安状態など。
④**環境**：冷たい風が入ってこないか、部屋は乾燥していないか、ほこりっぽくないか。

【咳が出るときのケア】

①**体位の工夫**：寝かせるときはクッションや布団に上体を寄りかからせるようにすると呼吸が楽である。乳児は、咳こむときはたて抱きにして背中をさすったり、トントンと叩くとおさまることがある。
②**環境の調整**：ほこり、室内の空気に注意する。室温を一定にし、加湿器をつけたり時々部屋の空気を入れ替える。喫煙は厳禁である。
③**水分の補給**：水分をとることにより、痰が切れ楽になる。乳児は咳のため嘔吐しやすいので、水分は少量ずつこまめに与えるとよい。
④**感染予防**：原因不明の激しい咳が続いた場合は、感染を疑って、他児との接触を避ける。
※緊急を要する状態
・咳がだんだんひどくなり、肩で息をしたり、息が大きく早い。
・咳こみが激しく、呼吸困難がある。
・顔色が悪くなりチアノーゼを起こして唇が紫色になる。
・熱が高く咳き込んでぐったりしている。

6 ── 鼻汁（びじゅう）

鼻汁は、鼻のなかの分泌物が異物を外に出す生体の防御反応である。
鼻汁が持続する場合は、かぜまたは鼻炎によることが多い。また、ある季節に発作的に出るアレルギー性鼻炎、膿性の鼻水が出ることなどに注意する。ときには鼻のなかに異物が入っていることがあるので確認する必要がある。

【鼻汁が出ているときの観察】

①**鼻汁の状態**：量、色（透明の水様、白色、黄色、緑色など）、臭い、息が臭くないか。
②**他の症状**：咳、発熱、発疹、鼻づまりの有無、くしゃみのときに出るか、痰がからんでいるかなど。
③**全身状態**：睡眠、食欲、哺乳状態。

【鼻汁が出るときのケア】

①**綿棒を使用してのケア**：綿棒を鼻のなかに入れ、鼻汁を除く。綿棒は奥に入れすぎないように気をつける。
②**鼻汁をかむとき**：あまり強くかまずに、片方ずつ静かにかむ。
③**早めに受診**：鼻汁は、無理に薬で止める必要はないが、ひどくて不快感がある、刺激で鼻の下に湿疹が出るときなどは病院を受診する。また、血液や悪臭を伴う膿の混じった鼻汁が出るときには、早めに受診する。
④**その他**：保育者は子どもの鼻をかんだ後は必ず手をよく洗うか、アルコール入り手指消毒剤などを使用する。

7 ── けいれん

けいれんとは、突発的に繰り返して起こる身体の一部あるいはすべての筋の収縮をいい、子どもによくみられる。けいれん自体はさまざまな原因によって起こるが、その原因が脳にある場合と、脳以外にある場合とに分けられる。

子どものけいれんのなかで最も多いのは熱性けいれんである。一方、熱を伴わない小児期のけいれんは、てんかんのことが多く、専門医により長期的に薬を服用し治るものも多い。

【けいれん時の観察】

①**けいれんの様式**：突然に起こったのか、別の症状の前に起こったのか、後に起こったのか、どの部分からはじまりどのように広がったか、発作の部位（全身か一部か、片方の手足か両側か）、持続時間と回数、身体を棒のように伸ばして突っ張るか（強直性けいれん）、手足をガクガクと曲げたり伸ばしたりするか（間代性けいれん）、強直性と間代性けいれんが合併したもので、強直性けいれんからはじまりしだいに間代性へと移りかわっていくか（強直‐間代性けいれん）など。
②**けいれんが起こる前の症状**：発熱、発疹、頭痛、不機嫌、顔色など。
③**けいれんがおさまった後の状態**：意識状態、すぐに眠ってしまうか。
④**全身状態**：呼吸・脈拍の状態、嘔吐の有無など

【けいれん時のケア】

①**あわてずに冷静に対処する**：熱性けいれんの場合はほとんどが２分から３分で止まるのであわてない。
②**安静を保つ**：衣服をゆるめ、呼吸が楽にできるようにする。けいれんをしている間に意識を戻そうと、体をゆすったり、大きな声で名前を呼んではいけない。
③**窒息予防**：全身のけいれんを起こし、意識がないときは、嘔吐しても吐物で息がつまらないように顔を横に向ける。
④**気道確保**：呼吸が苦しそうなら、肩の下に枕を置いて、あごを持ち上げると楽になる。
　割り箸やスプーンを口のなかに入れると、口内を傷つけたり、息がしづらくなるので入れてはいけない。
⑤**早く受診**：10分以上も発作が続いたり、けいれんがおさまっても意識が回復しない場合は急いで受診する。脳炎・脳症や髄膜炎の可能性があり、要注意である。
⑥**その他**：熱性けいれんを２回以上起こした子どもは、抗けいれん剤の坐薬を医師に処方してもらい家庭に常備しておく。園は、保護者からの依頼がある場合、主治医の意見をもとに抗けいれん剤の預かりを検討することがある。

8 ── 発疹

発疹の原因は感染症が多く、その他に膠原病・アレルギー疾患などがある。小児期の発疹症のなかには麻疹など感染力が極めて強い疾患がある。

【発疹の観察】
①**発疹の状況**：発疹の大きさや色、形、発疹の種類（紅斑、丘疹、水疱、膿疱、膨疹など）、かゆみ、発疹がどこから出てどう広がり、どこにできているか（全身、顔面、四肢、口腔内など）。
②**発疹の種類**
・紅斑―皮膚から盛り上がっていないで、限局性に赤色を呈するもの。圧迫により退色する。
・紫斑―皮内の出血のため紫紅色を呈するもの。圧迫によっても退色しない。
・丘疹―皮膚面から比較的小さく、半球状・円錐形あるいは扁平に隆起している。
・水疱（水ぶくれ）―発疹に水がたまったもの。
・膿疱―水疱の内容が膿性になったもの。
・膨疹（蕁麻疹）―限局性にわずかに扁平に隆起するが、境界がはっきりしている。かゆみがある。
③**他の症状**：発熱、咳、喘鳴、下痢、嘔吐、腹痛、頭痛など。
④**全身状態**：機嫌、食欲、睡眠状態など。
⑤**既往歴**：食物・薬物アレルギーの有無、予防接種の有無、伝染性疾患の既往。

【発疹のケア】
①**他児への感染予防**：感染症によるものは周囲への感染を防ぐよう注意する。
②**かゆみを伴うときの注意**
・かきむしらないように、爪を短く切る。
・ぬるめのシャワーや入浴で皮膚を清潔に保つ。
・アレルギーによるものは、原因になる食物、薬剤、環境（花粉、ほこり、動物の毛、衣服など）は避ける。食物の除去は医師の指示による。
・かゆみをやわらげる塗り薬、飲み薬は医師に相談し、医師の指示通りに使う。漫然と長期間使用したり、他の人の薬を塗ったりしない。
・両手を使った遊びの導入により、かゆみから気分をそらすことができることがある。

9 ── 便秘

便秘とは、大便が長い間腸管内にとどまり、水分が減少して固くなり、排便時に苦痛を伴うものをいう。乳児の便秘とは通常、週に2回以上、または3日以上出ない場合の他に、便がかたい、肛門が切れて血が混じるなどの症状がある場合をいう。ただし、排便回数には個人差があるため、毎日出なくても、機嫌がよく排便時痛がなければ問題ない。

【便秘時の観察】

①排便の状況：回数、1回量、固さ、形、色、臭い、混入物（血液、粘液、膿など）の有無など。
②生活習慣：食事量・内容・水分摂取との関連、運動量、排便の習慣。
③他の症状：腹痛、嘔吐、腹部膨満（ぼうまん）、食欲不振、排便時の痛み、出血など。
④全身状態：機嫌、元気がないか、ストレスなど。

【便秘時のケア】

①乳児の場合の食物の配慮：ミルクや母乳が足りない場合があるので、少し量を足してみる。離乳開始後であれば、徐々にじゃがいもやその他の野菜、果物などを与えていく。乳児の便秘に対しては、麦芽糖でできた「マルツエキス」も腸にガスをつくり、排便を促すため効果があるといわれるが個人差がある。
②幼児期の場合の食物への配慮：離乳食がすすんでいる場合や幼児の場合は、便のもとになる食物繊維を多く含んだ芋類、豆類（誤飲予防のため3歳まではつぶすかペースト状にして与える）、果物、海藻類をバランスよく与える。ただし、繊維質のものばかりでは、便がパサパサしてしまうので、バターなどの脂肪分を適量摂取するとよい。
③運動の習慣：赤ちゃん体操（おむつを替えるときなどに両足をもって数回お腹につけてあげるなど）、散歩や外遊びなど発達段階に応じた運動習慣をつける。
④腹部のマッサージ：腹部を「のの字」にやさしくマッサージする。
⑤排便の習慣：幼児期以降は朝食後にゆっくりとトイレに行く習慣をつける。
⑥下剤の投与および浣腸：食事や運動を試しても出ない場合は、医師に処方してもらって浣腸・坐薬などを使用する。乳児では、綿棒にオリーブ油をつけて肛門に入れて刺激すると出ることがあるが、はじめてのときは医療機関に相談する。

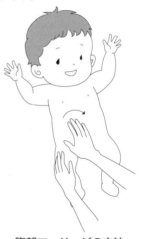

腹部マッサージの方法

第2節 ● 冷却用具の種類と作り方

1 ── 冷却用具の種類

冷却用具には以下のような種類がある。
①氷枕：直接解熱には役立たないが、苦痛を和らげるのには役立つ。状態に応じて水または氷を使用する。

②氷のう：氷枕同様、直接熱を下げるのには役立たないが、苦痛を和らげるのには役立つ。ねんざのときの使用で、腫れをおさえたり、痛みを鎮める効果がある。

③冷却枕（アイスノンなど）：長時間の冷却に耐えるので、氷枕や氷のうの代用品として用いられている。冷凍庫で凍らせて使用する。

④冷却シート：シートに含まれた水分が熱を吸収・発散することで、一定の冷却効果が得られる。

2 ── 冷却用具の作り方と使用上の注意

(1) 冷却用具の作り方

ここでは、氷枕と氷のうの作り方について紹介する。

【氷枕の作り方】

手順	留意点
①氷枕に水を入れ、もれがないかを確かめる。 ②3～4cm角の氷を氷枕の1/2～1/3くらい入れ、氷の間隙を埋める程度にコップ1～2杯くらいの水を入れる。 ③氷枕のなかの空気を抜いて止め金で止める。 ④氷枕を逆さにして、水がもれないことを確かめる。 ⑤氷枕の外側の水滴を拭き取り、タオルや氷枕カバーをかけて、防水布を敷いて頭部に当てる。 ⑥使用後は水を流し、逆さに吊って水を切り、乾いてからなかにパウダーをふり、新聞紙を折ってなかに入れ、内側の二面がくっつかないように保存する。	・発熱の状態や年齢などによって氷の量は調節する。 ・止め金は止める部分を上にする。 ・頭部に氷枕をあてる場合には、肩や背中を冷やさない。乳児は首が短いので、肩や背を冷やさないように首や肩にタオルを当てて冷やさないようにする。

【氷のうの作り方】

手順	留意点
①氷のうに空気を吹き込み、破れていないかを確かめる。 ②1～2cm角の氷を入れ、氷のう全体の大きさをにぎりこぶし大くらいにし、少量の水を入れ空気を抜いて、口ひもを締める。 ③氷のうの外側の水を拭き、氷のうカバーやガーゼを二重にしたもの、ハンカチなどで包み当てる。 ④使用後は水を流し、水分を拭き取り、なかにパウダーをつけて保有する。	・水の量は氷と氷の間を埋める程度でよい。 ・冷えすぎないように注意する。

※氷のうは、薄いゴム製のもの、少し厚手のもの、アメリカ式氷のう（厚手のもので栓をする型のもの）などがある。

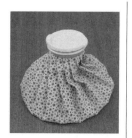
アメリカ式氷のう

(2) 冷却用具使用上の注意
①局所に当てる場合は、凍傷を起こさないように気をつける。
②冷却シートは傷がある場合は用いない。
③氷枕は、乳児や年少幼児の場合は、低体温になりやすいため、氷を使わなくても効果がある。
④熱さまし用ジェル状冷却シート（冷却シート）は、何らかの原因で冷却シートが額からずれ、口と鼻を覆い、窒息する可能性があるので、使用中は目を離さないようにして、乳児の場合は夜間に用いない。
⑤熱中症などで体温を下げることを目的として使用する場合、腋窩動脈（わきの下）、大腿動脈（足のつけ根）に当てる。しかし冷却効果が大きすぎ、循環障害の危険性もあるため、後頭部や額部、背部などに当て、皮膚温を下げる方法もある[※2]。

※2 熱中症の対応については、第6章第3節参照。

第3節 ● 薬の与え方

1 ── 園における薬の考え方

日本保育園保健協議会では、園での薬の用い方について、考え方を表明しており、ここではそれをもとにまとめている。

薬は年齢、体重、体質、状態などによって薬や量が定められているので、用法、用量を医師や薬剤師によく聞き、保育者が勝手に判断しないことである。

家庭における子どもの健康管理は保護者の責任である。薬を使用するときには、薬の名前、その薬は何に効く薬か、どのような副作用があるのか、使用方法、いつまで飲ませるのか、指示通りに飲めないときにはどうすればよ

いのか、など薬について知っておくことも必要である。

　園においては、乳幼児に出された薬は、本来は保護者が与えるべきで、保育者は原則として薬は与えない。しかし、やむをえず保護者が与えることができないときには、保護者と園側で話し合い、園の担当者が保護者に代わって与える。この場合は、主治医あるいは薬剤師から薬の使用についての「連絡票」あるいは「薬剤情報提供書」とともに薬を預かる。「熱の高いとき」「咳が出るとき」「発作が起こったとき」など、症状の判断を必要とする場合は、保護者に連絡する。坐薬については、原則として預からないが、やむをえない場合は、医師からの具体的な文書による指示が必要である。

　医療機関においては、保育所で投薬しないですむように、朝夕または朝と就寝前に服用するような配慮もされるようになってきた。

2 ── 薬を与えるときの注意点

(1) 保護者から薬を預かるときに確認すること

　保護者からの薬を預かるときには、「どんな薬なのか、どのように飲ませるのか」など保護者と園側で話し合い、安全性を確認することが重要である。その際、園では日本保育保健協議会の提案に従って、次のような書類を確認する（図4-2）。

①所定の「連絡票」が添付されていること。
②医師や薬剤師からの「薬剤情報提供書」などがある場合にはそれも添付されていること。
③所定の「連絡票」、あるいは「薬剤情報提供書」には処方内容・調剤した医療機関名（医師名）、調剤薬局名が書かれていること。
④園児の氏名が薬の容器・薬袋などに書かれていること。
⑤処方内容・服薬方法（回数・時間など）などが書かれていること。
⑥医師から伝えられている病名または具体的な症状が「連絡票」に記載されていること。
⑦保護者の個人的な判断で持参した薬は、保育所としては対応できない。

(2) 園における薬の保管

　保管については、注意が不十分であると思わぬ事故のもとになる。次の注意を守ること。
①1回分だけ預かる。

```
                          連 絡 票
                         （保護者記載用）
                                          平成　年　月　日記

  | 依頼先  | 保育園名                               宛 |
  | 依頼者  | 保護者氏名        ㊞ 連絡先 電話            |
  |         | 子ども氏名          （男・女）   歳 カ月 日 |
  | 主治医  |                    電話                    |
  |         | （        病院・医院） FAX                 |
  | 病　名  |                                            |
  |（又は症状）|                                          |

  （該当するものに○、または明記）
  (1) 持参したくすり　平成　年　月　日に処方された　日分のうちの本日分
  (2) 保管は　室温・冷蔵庫・その他（　　　　　　　　　　）
  (3) くすりの剤型　粉・液（シロップ）・外用薬・その他（　　　　）
  (4) くすりの内容　抗生物質・解熱剤・咳止め・下痢止め・かぜ薬・外用薬（　　）
     （　調剤内容　）

  (5) 使用する日時　平成　年　月　日～　月　日　午前・午後　時　分
              又は　食事（おやつ）の　　分前・　　分あと
                   その他具体的に（　　　　　　　　　　　）
  (6) 外用薬などの使用法

  (7) その他の注意事項

                               薬剤情報提供書（あり・なし）

  |            保育園記載                      |
  | 受領者サイン  |                            |
  | 保管時サイン  |           月　日　時　分   |
  | 投与者サイン  | 投与時刻　月　日　午前・午後　時　分 |
  | 実施状況など  |                            |
```

図4－2　連絡票
出典：日本保育保健協議会「連絡票」(保育園とくすり)
http://www.nhhk.net/health/contact.pdf

②乳幼児の手の届かない所に保管する。
③水薬は指示に従って冷蔵庫等で保管する。
④他の容器への入れ換えはしない。
⑤薬に名前、クラス名、飲ませる時間を書いてもらう。
⑥責任者を明らかにし、保管場所は園で決めておく。

(3)　薬の与え方と注意

　薬は正しい時間に、正しい量、正しい方法で与える。乳幼児は身体の器官や機能が未熟なため、正しく使用しなければ薬の効果を期待できなかったり、命にかかわる危険性が高い。与える際には連絡票に記載された服用方法や服

用時間、名前を確認するなど、十分気を配る必要がある。

　薬を飲み終わった後は、子どもに普段と変わった様子がないか注意して観察する。また、形式を決めて薬服用の記録を残し、保護者にも必ず報告する。

　園は、カプセルや錠剤は預からない。坐薬も原則的に取り扱わないが、やむを得ない場合には医師の文書による指示を求める。

　次に水薬、粉薬の与え方、坐薬の使い方について示す。

【経口薬（飲み薬：水薬、粉薬など）の与え方】

手　順	留意点
<乳児の場合> ①抱っこするか上体を起こして、スポイトやスプーンで飲ませる場合。 スポイトを使って飲ませる場合　　抱っこしてスプーンで飲ませる場合 ・粉薬は飲み残さない程度の白湯に溶かす。 ・水薬・シロップはゆっくり振り、預かった1回分を別の容器に移す。 ・スポイトで薬を吸い上げ、舌の側面や頬内側にそって、飲み込める量をゆっくり注入する。スポイトのなかに薬が残っていないか確認する。 ・スプーンの場合、吸啜(きゅうてつ)運動にあわせて飲ませる。 ・口のなかに薬が残っていないかを確認する。 ②粉薬を少しの水でペースト状に練り、清潔な指の腹の上にのせ、上あごか頬の内側の粘膜に塗りつけて、水やぬるま湯を与えて飲ませる。	・泣いているときは誤って気道に入る可能性があるので、泣きやんでから、少しずつ飲み込んだことを確認しながら行う。 ・満腹で飲まなかったり、食べ物と一緒に吐いたりする場合があるので、授乳前与えるとよい。 ・ミルク、主食に混ぜない。ミルクに混ぜるとミルク嫌いになることがあり、残すと薬を全量飲めないことになる。 ・ジュースに混ぜない。 ・薬の容器から直接飲ませることはしてはいけない。
<幼児の場合> ・幼児に薬の必要性をわかりやすく説明して励ます。	・食事に混ぜると、好き嫌いの原因になるので混ぜない。

・口直しの水やお茶を用意する。 ・水薬・シロップは、幼児以上は、分量をコップに移してから与える。	・嫌がって飲まないときは、薬用ゼリーを使用すると飲めることが多いので保護者と相談する。家庭ではどうしても嫌がる場合、アイスクリームやジャムなどに混ぜるなどして工夫して飲ませるとよい。 ・薬のなかにはある種の飲料と相互作用を起こすものがあるので、ジュースや牛乳に混ぜてはいけない。 ・飲めたときには十分ほめる。 ・嫌がる子どもに無理やり薬を口のなかに入れると、気道に入る危険性がある。 ・1回量を舌の上にのせて飲ませる。舌の先に薬をのせると薬を出してしまうので、舌先にはのせない。 ・むせたりしないように、少しずつ飲み込んだことを確認しながら行う。

【坐薬の使い方】

原則として園では行わないが、やむをえないときは、医師から具体的な指示を文書でもらい、正しい手順で実施する。
①坐薬は体温で溶けるため、素手でもたず、保存は冷暗所または冷蔵庫に保管する。
②下痢が頻回にある場合は使用しない。
③先端（尖ったほう）に潤滑油や水などをつけすべりをよくし、ガーゼやティッシュペーパーなどで押さえて肛門から挿入する。
④乳児はおむつを取り替えるような姿勢で、幼児は横向きで膝を曲げた姿勢で肛門から静かに挿入する。挿入後は1～2分程度ティシュペーパーなどで押さえ続ける。
⑤2種類の坐薬を使用するときは、30分くらい間隔をあける。
⑥坐薬挿入直後に出てしまったときや形がそのまま残って出てしまったときは、挿入しなおす。また、溶けて形がないときは、4時間から6時間あけて様子をみる。
⑦子どもは坐薬を嫌がることがあるので、子どもが理解できるように十分説明し励ます。

第4節 ● 個別的な配慮を必要とする子どもへの対応

1 ── てんかん

てんかんとは、発熱などの誘因がなく、意識消失やけいれんなどの発作を繰り返す慢性の疾患である。脳の神経細胞が異常興奮することによって、けいれんが引き起こされる。発作は、体の一部のけいれんで意識が正常な単純

部分発作、部分発作で意識がはっきりしない複雑部分発作、全身の発作症状を引き起こす全般発作などがあり、部分発作から全般発作へ広がっていくこともある。発作の形はさまざまであり、突然に意識を失い、全身の筋肉が引きつり、その後、全身に小刻みに力が入る発作（全般性強直間代発作、大発作）、動きや言葉が突然止まり、意識を短時間失う発作（欠神発作、小発作）、手足がピクピク動くミオクロニー発作、もうろうとして口をモグモグさせたり、舌なめずりする、また、目的もなく歩き回ったりする自動症と呼ばれる精神運動発作などがある。

診断には、脳波検査が重要である、発作の頻度が少なく、日常生活に支障がない場合には、治療せずに経過観察することもある。治療をする場合は、薬物療法が中心で、規則正しく服用することで、ある程度は発作を抑えることができる。服用のリズムが崩れると、発作を引き起こすきっかけとなることがあるので、注意が必要である。原則として、日常生活や学校生活における制限は必要ない。

2 —— 脳性麻痺

脳性麻痺とは、先天性または後天性の小児脳障害により、一生続く運動および姿勢の異常をいう。原因として、未熟児出生、新生児仮死、新生児重症黄疸によるものが多い。

主な運動麻痺および特徴は、❶片麻痺：体の片側のみの麻痺で、麻痺の程度が手が足より重い、患側の自発運動が弱くなる、早朝に利き手に出現する、けいれんや知的障害がある、❷両麻痺：四肢麻痺の一型で、麻痺の程度は足が手より重い、未熟児出生に多い、はさみ足、手だけを使ったはいはい、知的障害やけいれんは少ない、❸四肢麻痺：両手足に同程度の麻痺、嚥下しにくい、体が反り返る姿勢、知的障害やけいれんがある、視力・聴力の障害や言語の障害がある、などである。

生後6～7か月頃に、手足の突っ張りで気づかれることが多く、麻痺が明らかになるのは満1歳以降である。

治療は、薬物療法と手術療法がある。療育は運動療法と作業療法を中心に行い、日常生活動作や社会適応のトレーニングをしていく。

3 —— 心室中隔欠損症

心室中隔欠損症は、左室と右室を隔てる心室の中隔に孔がある疾患で、先

天性心疾患のなかでも高い割合を占める。

　欠損孔の小さなものは無症状であることが多いが、孔が大きなものは、6か月から1歳未満に心不全や肺感染症を起こしやすい。治療は、孔の小さなもの（直径0.5cm以下）は手術の必要はなく、そのままで普通の生活ができる。直径0.5～1.0cmの孔では、はじめは症状がほとんどないが、年齢が進むにつれ、動悸や息切れ、運動障害があらわれ、また、気管支炎や肺炎にかかりやすい。大きな孔のものは、場合によっては手術により孔を閉鎖する必要が出てくる。早期手術が望まれるが、年齢が低いほど手術の危険性が高いため、学齢前までに手術することが望まれる。

4 ── ファロー四徴症

　ファロー四徴症は、4つの心臓疾患（心室中隔欠損・肺動脈狭窄（きょうさく）・大動脈騎乗・右心室肥大）が合併したもので、先天性心疾患の一種である。

　口唇やほお、指先にチアノーゼがみられ、爪の部分が丸く大きい（太鼓ばち指）。呼吸困難が強く、歩行の開始が遅れる。歩けるようになっても、少し歩くだけで息苦しくなり、長い歩行やかけ足ができず、チアノーゼも強くなり、うずくまって休む。症状が高度なものは哺乳も困難で、泣いただけでもチアノーゼが強まり、ひきつけを起こす。乳児の根治手術は危険率が高いので、症状が軽くひきつけが起こらないときには、育児に注意し成長を待ってから行う。

5 ── ネフローゼ症候群

　ネフローゼ症候群とは、腎臓の糸球体に障害が起きて、蛋白（たんぱく）尿、低蛋白血症、高脂血症、むくみ（浮腫）などが起こる疾患である。4歳をピークとして3～6歳に好発し、男児に多い。

　子どものネフローゼ症候群の8～9割は、ステロイド治療の適応となり、微小変化型ネフローゼ症候群である。ただし、治療中に再燃することもある。

　治療は、子どもに対して長期間のフォローが必要であるため、薬物療法による副作用や腎機能障害に注意を払いながら、経過を観察する必要がある。

　発病期、特にむくみがひどいときは安静、保温に努めるなど、感染症にかからないよう注意が必要である。食事療法は、良質蛋白・高エネルギー食で、食塩制限が原則である。また、長期の入院生活や日常活動制限は、心身の発達に影響を及ぼすことを考慮する必要がある。

6 ── 糖尿病

　糖尿病はインスリン作用の低下、あるいは欠如による高血糖の持続を主症状とする代謝性疾患群である。インスリン分泌欠乏に起因するⅠ型糖尿病と、インスリン分泌の低下とインスリン抵抗性によるⅡ型糖尿病に大別される。

　子どもの糖尿病は、Ⅰ型糖尿病が多いが、最近は成人同様にⅡ型糖尿病の発症頻度が上昇しつつある。10歳以降発症の小児糖尿病では、Ⅱ型が多いといわれている。

　治療は、Ⅰ型糖尿病の場合は、インスリン療法が中心となる、Ⅱ型糖尿病は、食事療法や運動療法を行い、改善がなければ薬物療法を行う。それでも効果がない場合は、インスリン療法を行う。糖尿病が進行すると、口渇、多飲、多尿、体重減少などの症状があらわれ、ただちにインスリン療法を行う必要がある。

　治療による低血糖発作による不安、発汗、動悸、顔面蒼白、けいれんなどがあらわれた場合は、糖分を補充するように指導する。また、インスリン注射部位は、同一部位に続けて注射をしないように注意する。

7 ── 気管支喘息

　気管支喘息は、呼吸するときのゼイゼイ（喘鳴）や呼吸困難、咳を繰り返す疾患である。乳児期にはまれで、4～5歳以上に多い。小児期に発症した気管支喘息は、思春期までに多くは寛解（一時的あるいは継続的に、症状が軽減または消失）するといわれている。

　原因の多くは、気管支の過敏性が高く、アレルギー体質の子どもが、アレルゲンやかぜなどの感染や気候の変化、ストレスなどによって発作を起こす。気管支喘息のアレルゲンは、ダニ、ハウスダストが主で、その他、カビ、動物の毛・ふけなどが多い。また、食べ物は卵や牛乳などが多い。

　症状は、咳、喘鳴を伴う呼気性の呼吸困難（息がスムーズに吐けない）が起こる。発作が激しいと、顔面蒼白、冷や汗、脈が速くなる、チアノーゼ、意識がなくなることもある。発作が起きたときは座らせるか、縦抱きにするなど、上体を起こす。また、ステロイド剤の吸入、気管支拡張剤の注射・吸入などを行う。重症発作時には、点滴、酸素療法、ステロイド剤を使用するが、長期の内服には注意が必要である。

　原因療法としては、アレルゲン免疫療法（確認されたアレルゲンを微量ずつ、反復してゆっくり皮下注射していく方法）がある。

日常生活の注意点として、❶ほこりを避ける、❷犬や猫、ハムスターなどのペットを飼うことはやめる、❸室温の変化や換気に注意する、❹市販の風邪薬に注意する、❺その他、心身鍛練療法、心理療法、家族教育などがある。

8 ── アトピー性皮膚炎

アトピー性皮膚炎は、増悪（より悪くなること）・寛解を繰り返すかゆみのある湿疹を主病変とする疾患で、遺伝的要因と環境要因が関連して発症し悪化する。顔、頭、頸部、手首、足首、肘・膝の内側に湿疹があらわれる。

治療は、皮膚の保湿、局所治療、増悪因子の特定と除去、全身的治療がある。外用薬にはかゆみや炎症を軽減させ、皮膚を保護する働きがある。ステロイド剤（副腎皮質ホルモン剤）と非ステロイド剤があり、症状や経過に応じて使い分ける。ステロイド外用薬の長期使用によって多毛や皮膚感染症を増悪させる場合があるため、使用方法の指導を行い、十分な経過観察が必要である。かゆみが強いため、かいたりこすったりすると分泌物や血液が出て皮膚炎を広げてしまうことになるので、日頃より爪を短く切り、皮膚をかかないような予防も必要である。

9 ── 食物アレルギー

食物アレルギーは、食品または食品添加物の摂取後に起こる有害な反応である。食事中の抗原物質が直接アレルゲンとして働く場合と、食事そのものは抗原性をもたないが、消化吸収され変化して抗原性をもつ場合とがある。食物アレルギーを起こす食べ物はきわめて種類が多いが、卵、牛乳、ピーナッツ、その他ナッツ類、魚、大豆、小麦が10歳代までの食物アレルギーの約90％を占める。症状は喘息、蕁麻疹、湿疹、片頭痛、不明の咳、関節痛、嘔吐、腹痛、下痢など、多種多様である。重症な場合は、アナフィラキシーショック[※3]を起こす。

治療としては、アレルゲンを的確に特定し除去することである。ただし、十分な指導もない場合、除去する品目が増える一方になるなど、栄養障害を起こさないよう十分な配慮が必要である。

保育所においては、保護者との連携も重要となる。給食についてはアレルゲンを含有している食品は完全に除去する。また、アレルゲンに接触するだけでアレルギー反応を起こす場合もある。そのため、小麦粘土遊びや卵の殻、牛乳パックを使った制作、おやつ作り、ピーナッツや大豆を使った節分の豆

※3　アナフィラキシーショック
第6章第3節参照。

まきなどは、医師の指示を参考に、保護者と十分な協議をして個別の対応する必要がある。

第5節 ● 障害のある子どもへの適切な対応

1 —— 自閉症、アスペルガー症候群（自閉スペクトラム症）

自閉症は脳の障害で起こった発達障害である[※4]。3歳までに発症し、次の3つの症状が特徴である。

①**社会的相互交渉の障害**：社会的相互関係では、「他者への関心が少ない」「視線が合わない」「自分の名前を呼ばれても反応しない」などの特徴がみられ、自ら対人関係など社会的な行動がうまくできない。

②**コミュニケーションの障害**：コミュニケーションにおいては、なかなか言葉が話せるようにならなかったり、言葉が出ても、オウム返しや独り言が多いなど、言葉を通じての意思疎通に困難がある。

③**執着的・常道的な行動**：行動や関心の対象が限定され、同じものに興味を示し、1日の行動も順序立てて行わないと落ち着かず、急に新しいことが始まると、不安になり、興奮状態になることもある。

一時期まで、自閉症の人は知的障害を伴っていると考えられてきたが、知能の低下はあまりみられず、言語障害を伴わない自閉症様の症状を示す場合がある。これをアスペルガー症候群と呼び、高機能自閉症とも呼ばれ、IQは70以上である。そのため、一見ちょっと変わった子どもとみなされ、病気とはわからないようなケースが多くみられる。

自閉症の子どものなかには、興味があることには熱中し、極めて詳しい知識をもっていたり、技能を発揮する者もいる。しかし、1人で好きな活動に集中させていると、乳幼児期に大切な生活習慣を形成する機会を失う。長所を生かしつつ、発達全体のバランスを視野に入れ、必要な支援を考えていくことが大切である。また、親に対する教育、訓練、サポートなども必要である。なお、興奮、不眠、多動などの異常の症状には薬物療法も有効である。

2 —— 注意欠如・多動症

注意欠如・多動症（ADHD）[※5]は、小児期に最もよく認められる神経行動

※4　本項では、発達障害者支援法に則り、「自閉症」「アスペルガー症候群」として解説する。なお、現在のアメリカ精神医学会の精神疾患診断基準はDSM−5（American Psychiatric Association：精神疾患の診断・統計マニュアル第5版）であり、WHOの診断基準がICD−10（『国際疾病分類第10版』）である。DSMは精神障害のみを対象とした分類であるが、ICDは身体疾患を含むすべての疾患を分類している。
DSM−5では、広汎性発達障害という言葉がなくなり、自閉スペクトラム症という言葉が使われるようになった。自閉スペクトラム症には、かつての自閉性障害とアスペルガー障害という区別がなくなり、一つにまとまった。

※5　ADHDは「注意欠陥・多動性障害」と呼ばれることが多いが、前述の『精神疾患の診断・統計マニュアル』第5版（DSM−5）が出版されたのを受け、日本精神神経学会は、「DSM−5病名・用語翻訳ガイドライン」（2014年）を作成。正式な診断名は「注意欠如・多動症」となった。

障害であり、5～10歳頃に最も目立ってくる症候群である[※6]。珍しい病気ではなく、学齢期の3～5％にみられる。症状は、❶不注意：1つのことに集中できない、気が散りやすい、❷多動性と衝動性：じっと座っていられない、うろうろしたり、走り回ったり、手足を絶えず動かす、しゃべりすぎるといった落ち着きのなさ、遊びで順番を守れない、些細なことでかんしゃくをおこすなどの特徴がある。症状や問題行動は年齢が高くなるにつれて変化し、学齢期前の小児にみられた落ち着きのなさ、攻撃性、周囲の迷惑になる行動などに代わって、年長児や成人では順序立ての苦手さ、注意散漫、不注意などが主な症状となる。

　治療としては、ADHDの症状を抑えて行動をコントロールする「薬物療法」や、対人関係能力や社会性を身につける「心理社会的アプローチ」があり、これら2つをあわせて行うと効果がある。薬で症状をコントロールしながら問題行動を一つひとつ修正していき、子どもの優れた面や個性を伸ばしながら成長を見守っていく姿勢が大切である。周囲の人から常に怒られ、さらにイライラして多動・衝動性が増すという悪循環になっていることも多く、自信喪失や反抗的になっていくこともあるので、達成感がもてるように励ますなど、愛情をもって接することも必要である。

※6　ADHDは、文部科学省の定義では7歳以前に症状が現れるとされているが、DSM－5では、診断年齢は7歳から12歳に引き上げられた。

参考文献

1）奈良間美保他『≪系統看護学講座　専門分野Ⅱ≫小児看護学②　小児臨床看護各論』医学書院　2015年
2）中野綾美編『ナーシング・グラフィカ　小児看護学①　小児の発達と看護　第5版』メディカ出版　2015年
3）中野綾美編『ナーシング・グラフィカ　小児看護学②　小児看護技術　第3版』メディカ出版　2015年
4）厚生労働省「保育所におけるアレルギー対応ガイドライン」2011年
5）LITALICO発達ナビコラム「DSM－5（精神障害の診断と統計マニュアル第5版）とは？　概要、作成目的、ICDとの違いを解説します」
　　https://h-navi.jp/column/article/35026307
6）巷野悟郎監『保育保健の基礎知識』日本小児医事出版社　2006年
7）鼅知光「小児脱水症の治療と経口補水療法」『保育と保健』第12巻第2号　2006年　pp.63－65
8）白木和夫・高田哲編『ナースとコメディカルのための小児科学』日本小児医事出版社　2006年　pp.288－291
9）ベールマン、R.他編（衛藤義勝監訳）『ネルソン小児科学　原著第17版』エルゼビア・ジャパン　2005年
10）山口徹他編『今日の治療指針2010』医学書院　2010年

第4章 ワーク

Ⅰ．乳幼児の発熱の特徴について、次の文の（　）に適切な語句を入れなさい。

　子ども、特に乳児は体温調節が未熟で体温が変動しやすい。体表面積が（　①　）、熱放散が大きいこと、（　②　）が盛んであること、筋肉や（　③　）が少ないことなどから体温調節がうまくできない。

Ⅱ．新生児や乳児の嘔吐時の窒息予防について、次の文の（　）に適切な語句を入れなさい。

　新生児や乳児は吐物を鼻からも吐き出すことがある。寝かせるときは、（　①　）に吐物が入らないように、顔を横に向かせるか、横向きに寝かせて（　②　）を予防をする。

Ⅲ．脱水症の症状について、次の文の（　）に適切な語句を入れなさい。

　症状は、一般に口渇があり、尿量が（　①　）する。その他、不機嫌、体重の減少、皮膚・舌・口腔粘膜の乾燥、皮膚の弾力性の低下、乳児では（　②　）の陥凹などがある。

Ⅳ．薬の保管について、次の文の（　）に適切な語句を入れなさい。

　薬の保管にあたっては、湿気、日光、（　①　）を避ける必要がある。

Ⅴ．嘔吐時の水分の与え方について、次の文の（　）に適切な語句を入れなさい。

　電解質と糖分を含む（　①　）が適している。

Ⅵ．次のA項とB項を正しく組み合わせ、その記号を（　）の中に記入しなさい。

【A項】　　　　　　　　　　【B項】
（　）脱水　　　　a　上半身を高くして、顔を横にして窒息をさける。
（　）けいれん　　b　口渇、唇の乾燥、尿量の観察が大切である。
（　）嘔吐　　　　c　感染症を疑い、別室で様子をみる。
（　）腹痛　　　　d　発作時は静かに寝かせ、呼吸が楽にできるように衣服をゆるめる。
（　）発疹　　　　e　姿勢、表情、発熱、便の状態を観察する。

Ⅶ．次の疾病と関連事項の組み合わせのうち、誤っているものを1つ選びなさい。

①ファロー四徴症・・・・太鼓ばち指
②てんかん・・・・けいれん
③気管支喘息・・・・吸気性呼吸困難
④糖尿病・・・・インスリン療法
⑤ネフローゼ症候群・・・・低蛋白血症

（解答は225ページ）

第5章 事故防止および健康安全管理

◆キーポイント◆

本章は、子どもという特性を十分に理解し、保育における安全な環境を提供することの大切さを認識し、実践できることを目標としている。

子どもは発達段階によって運動能力や認識力が大きく異なる。そのため、発達段階に応じた保育の環境における注意すべき点が異なる。本章を学ぶためにも、子どもの一般的な発達についての基礎的な知識が必要である。

子どもたちが日々安全に過ごすためには、どのような援助が必要なのかを実践的なレベルまで掘り下げて考えて欲しい。

第1節 ● 子どもの事故

1 ── 子どもの事故とリスクマネジメント

第二次世界大戦後、わが国の乳幼児死亡原因は、肺炎、気管支炎、胃腸炎等の感染症が多くを占めていた。しかし、戦後のめざましい衛生状態の改善や医療技術の向上によって、近年、新生児や乳児では先天的な問題や出産にまつわる問題に起因する死亡が多くなってきた。年齢とともに身体機能が向上すると、その死亡原因もそれに伴い異なる傾向がみられる。近年の死亡動向として「平成28年人口動態統計」をみると、0歳では「先天奇形、変形および染色体異常」が多く、次いで「周産期に特異的な呼吸障害等」である。1歳以上になると「不慮の事故」「悪性新生物」での死亡が増えてくる。

不慮の事故の死亡率を年齢階級別でみると、0歳児では窒息が多い。1～4歳児、また5歳児以上（就学児童を含む）では、交通事故が最も多く、次いで溺死および溺水である。保育者が事故の潜在危険をできるだけ一つひとつ取り除き、子どもの年齢によってどのような事故が生じやすいのかリスクマネジメント※1することが重要となる。

アメリカのハインリッヒの「1：29：300」の法則では、1件の重大な事故が生じる前に29件の軽微な事故があり、また事故には至らないインシデン

※1 リスクマネジメント
危険の可能性を判断し、危険度を一定値以下に抑えるために管理する手法。

トが300件あることを指摘している。リスクマネジメントを充実させるためにもインシデント・レポート[※2]の活用が望まれる。

※2 インシデント・レポート
誤った行為や不備な環境であったが、重大な事故には至らなかったことをインシデントといい、インシデント・レポートはその記録である。

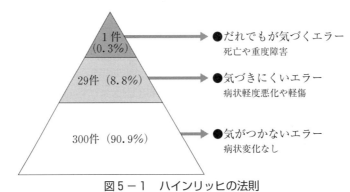

図5-1　ハインリッヒの法則
出典：小木曽加奈子・伊藤智佳子『介護・医療サービス概論』一橋出版　2007年　p.52

2 ── 乳幼児の事故の特徴

(1) 乳児期前半

寝返りをうつ前の乳児は、自分自身で場所を移動することはできない。そのため、事故の多くは保育者によって防ぐことができる。乳児期前半では、母乳・ミルク・離乳食など吐物による窒息や、寝具による窒息などによる事故死が多い傾向がある。

電気あんかや湯たんぽによる熱傷

電気あんかや湯たんぽは、長時間同じ部位をあたためることによって、低温熱傷を起こすことがある。低温熱傷は、みた目は大きくなくとも傷が深いため、すぐに受診が必要である。熱傷を起こさないためにも、子どもが寝たら電気あんかや湯たんぽを取り出したり、バスタオルなどで幾重にも包むなど気をつける。また、熱いミルクや熱い風呂によって熱傷を起こすこともある。ミルクの温度は、前腕内側に数滴ミルクを垂らして確かめるなど確認を十分にする。また、風呂の温度は手加減に頼ることなく、湯温計（風呂用温度計）を用いることを習慣づける。

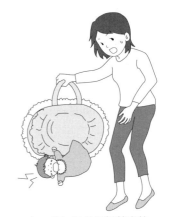

クーハンからの転落事故

子どもを落とす

外出時など、もっている手がすべってクーハンから乳児が転落することもある。また、ソファーに寝かせておいた乳児が他の人が座ったことによってソファーが上下し、乳児が転落することもある。ソファーに乳児を寝かせることは避けるようにする。

ベッド内での窒息

月齢が小さければ小さいほど、ものをどかしたり自分で顔の位置をかえることができない。この頃の子どもは、シーツ・枕カバーなどが口や鼻をふさいでしまい、窒息事故を起こすこともある。柔らかい寝具も窒息事故の原因になるため、体が沈まないような固めの敷布団にする。乳児の周りには、ひも、ビニール袋、タオル、ぬいぐるみなどを置かないようにする。

(2) 乳児期後半

乳児期後半になると、好奇心が旺盛となり、事故の可能性が強くなる。寝返りができ、腕の力がついてくると赤ちゃんははいはいをする。この頃の児は、フロイトの発達論に基づいて考えられている口唇期の頃であり、哺乳や食物摂取の満足を覚えるだけでなく、手に触れたものはなんでも口へもっていくようになる。はいはいによって自分の思った場所へ移動することが可能となるため、行動範囲が広がり、思わぬ事故が生じる。

熱傷

調理中や食事中に、子どもがテーブルクロスを引っ張って物をこぼし熱傷を負ったり、テーブルの上のラーメンなどをひっくり返し熱傷を負うこともある。危険なものは子どもの手の届かない場所に置くように習慣づける。電気ポットや炊飯器などによる事故があり、乳児の手の届かない場所へ常日頃設置することが必要である。また、冬場はストーブやファンヒーターなどによる熱傷もあり、危険物に近づくことがないようベビーサークルなどを活用するとよい。

タバコの誤飲

家庭内での異物を食べる事故として、タバコは頻度が高い事故である。タバコをそのまま食べてしまう場合やタバコの成分が溶け出した水分を口にすることも多い。はいはいやつかまり立ちをはじめ、ものをつかめるようになる頃から歩けるまでに発生することが多い。屋外では道端や公園などいたるところにタバコの吸殻が落ちているため、子どもの動きから目を離さないようにする。㈶日本中毒情報センター中毒110番[※3]では、化学物質による急性中毒の緊急相談を24時間体制で応じている。

※3 ㈶日本中毒情報センターhttp://www.j-poison-ic.or.jp/homepage.nsf 中毒110番の電話番号
■大阪中毒110番
（365日24時間対応）
072-727-2499
（情報提供料：無料）
■つくば中毒110番
（365日9～21時対応）
029-852-9999
（情報提供料：無料）

殺虫剤や薬品・化粧品などによる事故

　子どもにとっては口にしてはいけないという判断はできないため、家庭内のさまざまな医薬品などの管理を行うことが大切である。特に危険性が高い薬品などは子どもの手が届く場所には置かないようにする。高い棚や鍵のかかる場所での保管が望ましい。

誤嚥（ごえん）

　嚥下機能が未熟な年少児はピーナッツや飴（あめ）などの食品が、誤って気道に入ってしまうこともある[※4]。誤嚥しやすいピーナッツなどの豆類は、乳児はもちろんのこと、3歳未満の子どもには与えないようにする。

　また、小さなおもちゃの部品や電池ケース内のボタン電池を飲み込んでしまうこともある。おもちゃには対象年齢が明記されているため、発達にあわせ適切なものを選択することが大切である。さらに、安全マークを確かめ、子どもの口に入ってしまう大きさは避ける必要がある。欧米ではチャイルド

※4　嚥下反射・食塊の形態・咀嚼力（食物を噛み砕く力）などに問題がある場合に多く発生する。

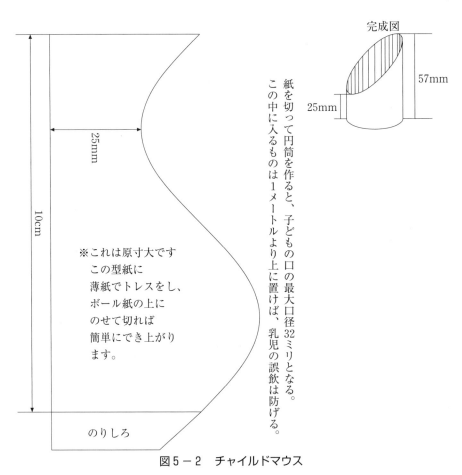

紙を切って円筒を作ると、子どもの口の最大口径32ミリとなる。この中に入るものは1メートルより上に置けば、乳児の誤飲は防げる。

※これは原寸大です
この型紙に
薄紙でトレスをし、
ボール紙の上に
のせて切れば
簡単にでき上がり
ます。

のりしろ

図5-2　チャイルドマウス

出典：山中龍宏『子どもの誤飲・事故（やけど・転落など）を防ぐ本』三省堂　1999年　p.113

マウス（図5-2）の活用を奨励している。この円筒に入るすべての物は口に入ってしまう可能性があるため、1m以上の高さに置くよう子どもの危険の回避を具体的に指導している。

外出時の事故

ベビーカーで出かけるときには、子どもを乗せたら必ずシートベルトの装着を習慣づける。また、重過ぎる荷物はベビーカーを不安定にするため、気をつける。自動車で出かけるときはパワーウインドーで窓を閉めるとき子どもの頭部や指などを挟まないように気をつける。寝ているからといって子どもを車内に残すことは絶対にしてはならない。熱中症で死に至ることがある。

(3) 1〜4歳児

危険な状態を十分理解できないにもかかわらず、行動範囲が広がる1歳から4歳頃は、屋外での遊びの機会が増加するため、交通事故にあう可能性も多くなる。交通事故はどの年齢層にもみられるが、この頃は自動車にはねられる事故が多い。ボールを追いかけての衝突事故など道路への飛び出し事故が多い。

また、生活様式の変化に伴う事故も出現しており、過去にはミニカップタイプのこんにゃく入りゼリーが咽喉に詰まるなどの事故が起きている。その他、ナッツ類、丸いアメ、ブドウ、もち、ちくわなどにも気をつける必要がある。

さまざまなけが

歩きはじめると、打撲症（うちみ）、擦過傷（かすりきず）、刺傷（さしきず）、挫傷（すりきず）、脱臼、骨折、捻挫など子ども自身の活動によって生じるけがが多くなる。また活動範囲の広がりによって、大きなけがにつながりやすい転落事故も増加する。転落する場所としては階段が多く、その他に玄関、縁側、テーブル、椅子などがある。角のとがった家具や固い素材の家具にはクッションをつけるなど"セーフティ・グッズ"を活用するとよい。2歳を過ぎると口唇で物を確かめる行動はみられなくなる。そのため異物を口にすることは激減する。しかし、運動能力の向上とともに行動範囲が広がり、椅子を使って高いところへ上るなど、注意すべき範囲が広がる。

溺水

風呂場の残り湯や、洗濯機にためた水などによる室内での溺水は年少児に多く、プールや河川・海などの溺水は年長児に多い。溺水では、低酸素症を生じることが多く、一刻も早い処置が必要である。

(4)　5～9歳児

　自動車による交通事故死が最も多く、特に小学校低学年児童は下校時に多い。現在分団登校や分団下校を実施していない学校も増加しているが、朝の登校時には高学年児童が身近にいるため、事故回避を実行しやすく、下校時は同年齢の子どもたちによる分団下校となり、事故回避が難しいと考えられる。また、下校時、降園時は子どもの気持ちが開放的となることと、保護者が夕食等の支度で子どもから目を離しがちになることも影響がある。

●○●　コラム　●○●

保健室・医務室

　児童福祉施設の設備及び運営に関する基準（旧：児童福祉施設最低基準）第32条により乳児または満2歳に満たない幼児を入所させる保育所には医務室を設けることになっている。また、幼稚園は幼稚園設置基準第9条により保健室を備えなければならないが、特別の事情があるときは、職員室と保健室を兼用することができるとされている。また、乳児保育、病後児保育や、保育所の民営化などを背景に、乳児が多くいる保育所では看護師が配置されるところが増えてきた。

　医務室や保健室には、一般設備品として、机、椅子、ベッド、寝具、棚など、健康診断・健康相談用として身長計や体重計など、救急処置・疾病予防処置用として体温計、副木、人工呼吸用マスクなど、環境衛生検査用としてプール水質検査用器具などが置かれている（昭和61年4月1日付、文部省体育局長名で、各都道府県知事と教育委員会に「保健室の備品等について」の通知がなされた）。

　保健室は微熱で少し様子をみる際や保護者のお迎えを待つ間の休養、感染症が疑われる子どもの一時隔離のほか、健康相談にも使用される。職員室は、安静や感染予防、プライバシー確保の観点からも適切とは言えず、保育所や幼稚園はできる限り、専用の部屋を設置することが望ましい。

　保健室は子ども、保護者、職員が抱える複雑な健康問題により細かく丁寧に対応する場としての役割がある。安心できる場所、保健指導を行う場、教育的な場所として、季節に応じた壁面の作成、健康に関する最新情報の提供、育児や発育・発達に関する書物を置くなど、充実した機能が求められる。今後は個人の健康に関する情報が保管される場所としても慎重な情報管理のあり方を検討することも重要となる。

3 ── 園における事故の特徴

(1) 事故の特徴

　子どもは好奇心のかたまりである。そのため、2歳から3歳頃は探究心や冒険心が旺盛となり、それに伴い事故の種類の多様化と重症化が目立つようになる。4歳から5歳頃は行動範囲の広がりから、保育者の目が届かないところでの事故や予想を超えた行動から事故が起こる。4、5月は子どもにとって生活環境が大きく変わり、不慣れな生活を送りはじめる時期であり、特に新入園児にとっては、はじめての園舎や設備、使い慣れない遊具等のなかで園生活をはじめることになる。そのため、けがをはじめとした事故の発生率が高いため注意を要する季節である。複数の子どもが園庭で遊ぶときは、保育者は必ず園庭をよく見渡せる位置に立ち、子どもたちの安全確保をする必要がある。

　また、園外活動では、子どもはいつもと違う環境のなか、気持ちが昂揚しやすく事故の可能性が強まるので、事前に危険箇所などを確認し、事故防止の計画を立てることが必要となる。

(2) 事故の傾向と防止対策

　実際に保育所や幼稚園、および認定こども園（以下、「園」とする）で起きた負傷事故を見てみると、まず年齢としては3～5歳児が多く、負傷内容としては挫傷・打撲が最も多い（図5-3）。また、事故が起こった場所や状況を見てみると、園外（通園や園外活動）での事故は少なく、室内や運動場・園庭等、園内での活動における事故が多い（表5-1、図5-4）。

　また、遊具における事故発生に限定すると、すべり台やアスレチック等での事故が多い（図5-5）。すべり台における逆さ登りなど、遊具による事故は、誤った使い方に起因した事故も多いため、安全な使用方法を教育することも重要となる。

　また当然、子どもが活発に活動する時間帯の負傷が多いのだが、その他、事故発生には時期などにも関連があるといえる（図5-6～5-7）。なお、ただ実際の傾向を知るだけでなく、上記も含め「なぜそのような傾向がみられるのか」、そこから「どのような対策を立てればよいのか」などを検討し、事故防止に努める必要がある。

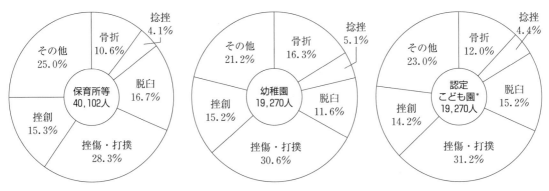

図5－3　負傷種類別発生割合

＊：ここでは幼保連携型認定こども園を指す。
出典：日本スポーツ振興センター編『学校の管理下の災害［平成28年版］』2016年をもとに著者作成
（http://www.jpnsport.go.jp/anzen/anzen_school/tabid/1819/Default.aspx）

表5－1　場合別事故発生件数

	保育所等（件）	幼稚園（件）	認定こども園（件）
合　計	40,102	19,270	5,332
保育中	39,712	18,751	5,269
寄宿舎にあるとき	13	37	5
通園中	377	482	58
登園中	198	208	21
降園中	185	274	37
上記通園中の交通手段			
徒歩	169	282	30
バス	11	104	12
自転車	143	78	13
自動二輪車	1	1	0
自動車	33	6	2
その他	20	11	1

注：調査対象の施設数がそれぞれ異なるため、単純比較はできない。
出典：図5－3に同じ

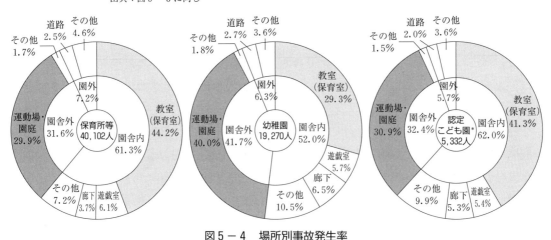

図5－4　場所別事故発生率

＊：ここでは幼保連携型認定こども園を指す。
出典：図5－3に同じ

第 5 章 ●事故防止および健康安全管理

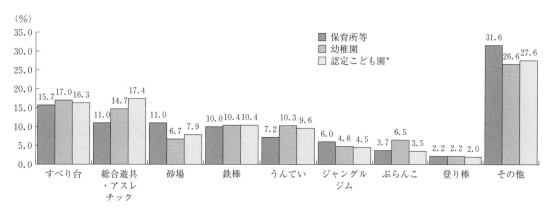

図 5 － 5　遊具と事故発生率

＊：ここでは幼保連携型認定こども園を指す。
出典：図 5 － 3 に同じ

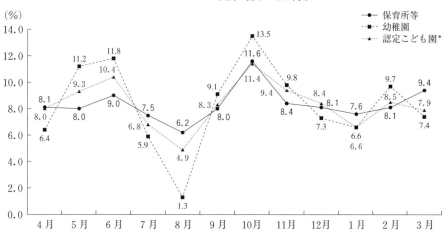

図 5 － 6　月別事故発生率

＊：ここでは幼保連携型認定こども園を指す。
出典：図 5 － 3 に同じ

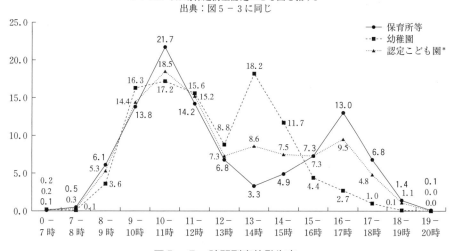

図 5 － 7　時間別事故発生率

＊：ここでは幼保連携型認定こども園を指す。
出典：図 5 － 3 に同じ

第2節 ● 保育における安全教育

1 —— 園内における安全な環境

(1) 事故防止のための安全な環境

　子どもが小さければ小さいほど、自分自身で危険を回避することは難しい。子どもたちが毎日元気に園での生活を送るためには、園自体が安全な環境であることが大切である。ここで、子どもの事故防止のための4つの視点を挙げてみる。

環境整備

　乳幼児の手の届くところにタバコや薬品、対象年齢以外のおもちゃなどが置かれていないか確認が必要である。乳児が寝るためのベッドは個人用とする。1つのベッドに複数の子どもを寝かせてはならない。使用時は必ず柵を上げるようにする。また、乳児と幼児を同じ部屋で保育をする場合は、幼児が乳児を抱きながら歩き、両者とも転倒するなど事故を招く恐れがあるため、細心の注意を払う。

適切な身なり

　厚着をしたりつなぎの服を着ると、動作が緩慢となりやすい。子どもの衣服は動作を妨げないデザインや材質とする。装飾品は、特別な場合を除いて身に付けない方がよい。ネックレス等、首にかけるものは遊んでいるときに引っかかりやすく事故につながる。また、足のサイズに合わない大きな靴は転びやすくなる。

心身の状況

　体調が優れなかったり、逆に興奮していると、自分が置かれている状況への関心が薄くなり、事故の回避能力が低下する。保育者は子どもを観察して、体調不良である場合は庇護（ひご）的に接することが大切である。

発達・行動

　乳幼児は運動機能が未熟であるため、平衡感覚等が十分でなく転倒のリスクが高い。また、子どもは遊びに夢中になると周りへの関心が非常に薄れることもあり、事故回避能力もより低下する。子どもの現在の発達段階を踏まえ、その次の発達を考慮しながらリスクマネジメントを実施する。

(2) 事故防止のための教育的アプローチ

集団生活をはじめて送る子どもたちには、日常生活の安全な生活習慣や態度が身に付くような教育が必要となる。危険な場面を発見したら「あぶないよ。けがをするよ」などとそのつど諭すことも必要である。また、幼児期は物事の理解力が不十分であり、個々の発達段階に応じて無理なく教えることが大切である。子ども自身が自ら危険を回避できるよう、保育者はさまざまな場面において、必要であればすぐにその場で「安全教育」を実施するという意識をもつことが大切である。

事故防止への取り組み

子どもたちが安全に日々過ごすためには、チームとして取り組むことが重要となる。事故防止に取り組むポイントは、「組織として事故防止に取り組む」「事故の共有化を図り、事故防止に役立てる」「事故防止のための教育システムを整え、教育を行う」ことである。事故の共有化を図るために、前述のインシデント・レポートの活用が望まれる。

事故が生じたときのために

生命にかかわる大きな事故が生じたときに、保育者の適切な処置が子どもの今後を大きく左右する。そのため、心肺蘇生法等、急変時の対応を身に付けておく必要がある[5]。事故が生じた場合やインシデントの場面では、所定の用紙に記録を残す。この記録は法的資料ともなるため、誤りがないよう細心の注意を払う。

※5 心肺蘇生法をはじめとした救急蘇生法、および応急処置については第6章参照。

(3) 発達段階に応じた安全教育

子どもへの安全教育は、発達段階に応じた工夫が重要となる。1歳6か月頃になると禁止等の言葉の理解ができる。しかし、時間が経過してしまうと記憶が薄れるので、危険となることに遭遇したその場で同じように繰り返し安全教育を実施することが必要である。一度言ったことを理解していると思うのは危険である。しかし、一般的に2歳頃になると体験による習得も次第にできるようになる。

3歳以上では体験を思い出すことができるようになり、言葉による安全教育も可能になってくる。しかし、危険行動についてはわかりやすく繰り返し教育をする必要がある。また、交通安全など模擬的な行為を重ねることができればより効果的となる。模倣行為が多い時期なので、模倣の対象となる保育者は、常に安全に対して規範的な行動をすることが大切である。また、毎日の遊びのなかで、運動能力を高めることは事故回避能力を育成することにつながる。

活動範囲が広がる5歳頃からは、危険回避能力をいっそう身に付けたい。しかし、事故を恐れる意識が周りの大人に強くなりすぎると、子どもの自律の芽を摘むことにもつながるため、むやみに制限をすることは望ましくない。

(4) KYT（危険予知訓練）シートの活用

　危険予知訓練は、保育の現場におけるさまざまな危険をあらかじめトレーニングにて回避に結びつけようとする方法である。イラストを用いて、「どんな危険がひそんでいるのか（危険の発見）」「これが危険のポイント（危険に対する優先度をつける）」「あなたならどうしますか？（具体的対策）」「私たちはこのような対策を行います（共通した行動目標）」という各段階について考える。保護者や子どもたちを対象に行うことが多い。

【保育室にひそむ危険を見つけ出し、対策を考えてみよう】

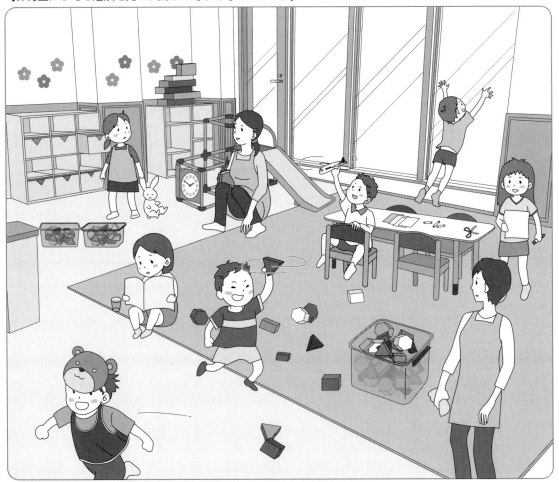

第5章 事故防止および健康安全管理

どんな危険がひそんでいるのか	これが危険のポイント（優先度）	あなたならどうしますか？	私たちはこのような対策を行います

2 ── 幅広い安全教育の支援

　安全教育は子どもたちだけに実施するのではなく、子どもたちを直接育てている保護者や地域の人々への教育も含まれる。市町村などが実施している心肺蘇生法やそのほかの応急手当の講習への参加を呼びかけるとよい。

(1) 散歩

　散歩は運動の機会であるとともに、社会のさまざまな事象を体験できる機会でもある。子どもは2列に並ばせて、必ず手をつながせる。また子どもたちの並ぶ位置にも配慮が必要である。落ち着きのない子どもは保育者のすぐそばに配置し、場合によっては保育者が直接手をつなぐことも必要である。なるべく車の往来が少ない歩道がある道をコースとして選択する。

(2) 交通事故

　交通事故は軽微なものから死に至るまでさまざまな事故の程度となるが、いつ交通事故にあうかわからない時代である。1歳未満までの交通事故は、子ども自身が車に乗っていて、事故に遭遇する場合が多い。乗車中の衝突はその程度が軽度であっても、チャイルドシートを着用していない場合は、大人はかすり傷もないのに、子どもだけが受傷するということもある。走行中に車のドアが開き、チャイルドシートを着用していなかった子どもの転落死亡事故も起きている。2000年にチャイルドシート装着義務化となっても、警察庁／日本自動車連盟「チャイルドシート使用状況全国調査2016年」によると装着率はの全国平均は64.2%であり、装着していても取りつけが不十分であることが指摘されている。

　乳児用チャイルドシートは後部座席に後ろ向きに装着することが望ましく、助手席に装着すると衝突時にエアバッグが作動して子どもを死に至らしめる可能性がある。車に乗るときはチャイルドシートに座らせることを原則とし、日常的な習慣とする。なお、チャイルドシートには乳児用、幼児用、学童用のブースターシート（腰の位置を上昇させる補助具）がある。また、保護者や地域の人々が参加できる交通安全教室を開催するなど、子どもを取り巻く人々の交通安全に対する意識を高める工夫も必要である。

第3節 ● 災害時等の対応

1 ── 自然災害

(1) 地震対策

近年、大きな地震が全国で頻繁に起こっている。地震という自然現象は防ぐことはできないため、少しでも被害が少なくなるよう対策と訓練が必要である。

保育所や幼稚園における地震対策

消火器はすぐに使えるように定期的に訓練することが大切である。地震では、ガラスの破片が散乱し、避難の障害となる恐れがあるため、ガラスには飛散防止フィルムを貼っておくとよい。ピアノは地震で大きく横すべりをすると壁を突き破ることもある。すべってくるピアノに激突したり、ピアノに挟まれたりすると致命傷を負うこともあるので、専用の固定器具ですべりにくくするとよい。

大地震が発生した場合

最初の大きな揺れは約1分である場合が多いが、園では机の下などに速やかに避難ができるよう子どもたちへ声かけをする。机の脚をもち、頭を抱えて丸くうずくまるよう普段から訓練しておく。大きな揺れが収まったら逃げ道を確保するためにドアや窓を開ける。被災後は園内であってもさまざまな危険物が散らばっている可能性があるため、裸足ではなく必ず靴を履かせる。建物内が危険であると判断したら、園庭または決められた避難所へ避難する。ラジオ等で情報収集をし、的確な判断をする。大きな規模の地震の場合は余震がしばらく続くこともあり、保護者に子どもを引き渡すまで、子どもたちが不安にならないよう十分声をかける。

(2) 火災対策

火災単独で発生することもあるが、地震の2次災害として火災が発生することが多い。煙は高温の気体であるため、吸い込むと気管支が熱傷となり、その部位が浮腫を起こし、気管閉塞から呼吸停止に至ることもある。気管が閉塞してしまうと、人工呼吸は全く意味がなくなる。そのため避難する際、少しでも煙を吸わないことが大切となる。煙は空気よりも軽いので、天井に

上昇する煙を吸わないためにも、姿勢を低くしてぬれたハンカチなどで口を覆い避難をするとよい（タオルの布地よりも木綿の布地の方が、煙が通過しにくい）。

(3) 防災（避難）訓練の実施

子どもたちを安全に行動させることが重要である。災害時は、大人も子どもも不安や動揺が高まる。混乱を少しでも軽減させるために、防災（避難）訓練を年間行事のなかに位置づけて、子どもたちが体験的に理解できるよう計画・実施が必要となる。消火器等の消火用具、非常口その他非常災害に必要な設備を設け、さまざまな非常災害に対する具体的計画を立て、少なくとも毎月1回は、避難および消火に対する訓練をするように努めなければならない。消火設備や警報設備等はいつでも使用できるよう1年に2回以上点検をする必要がある。

【防災（避難）訓練の主な内容例】
・避難誘導
・情報の収集・確認・伝達・報告および広報活動
・防災組織の編成と活動
・模擬初期消火の実施
・保護者への引渡し

(4) 大規模災害への備え

実際に災害が起こった場合、子どもたちを迎えに来る保護者も交通手段の確保が困難なため、長時間にわたり園で子どもを預かることが想定される。最低2～3日分の食料やおむつなどを準備しておく必要がある。

2 ── 子どもを守るための安全と防犯

(1) 不審者対策

近年多くの子どもが、つきまとい、連れ去りなど、さまざまな事件に巻き込まれている。そのため、不審者対策として登校や下校以外は門を閉めることが必要となっている。子どもにとっても、道路への飛び出しを防ぐためにも有効である。外部の者が、園や学校へ入るときは所属を記載し、名札を携帯するなどの工夫を行うとよい。また、子どもは名前を呼ばれると安心感を得てしまうため、名札を学外ではつけないように指導している小学校が多い。

今後は、開かれた教育機関としての機能と、子どもたちを守る機能を併せもつ必要があり、地域との交流を活性化し顔が見える関係を築いていく必要がある。

(2) PTSD（Post-Traumatic Stress Disorder）心的外傷後ストレス障害

　PTSDは、強烈な外傷体験をきっかけに発症する精神障害である。子どもでは、大きな地震等の自然災害、児童虐待の心的外傷が多い。子どもは、大人と比べて感情を言語化して表現することが難しいため、子どもの身体症状、睡眠状態、活気や元気、遊びの内容などを十分観察することが重要となる。興奮状態や無気力状態など、精神状態が非常に不安定となるため、子どもが安心できるようスキンシップを増やすなど保育上の工夫をする。

引用・参考文献

1）山中龍宏『子どもの誤飲・事故（やけど・転落など）を防ぐ本』三省堂　1999年
2）中村肇『子育て支援のための小児保健学』日本小児医事出版社　2003年
3）厚生労働統計協会編『国民衛生の動向2016／2017』厚生労働統計協会　2017年
4）母子愛育会・日本子ども家庭総合研究所編『最新乳幼児保健指針』日本小児医事出版社　2006年
5）アシトチエ・プレス『自然災害ハンドブック』山と渓谷社　2004年
6）高野陽・加藤規子・加藤忠明『小児保健』北大路書房　2003年
7）小木曽加奈子・伊藤智佳子『介護・医療サービス概論』一橋出版　2007年
8）独立行政法人日本スポーツ振興センター編『学校の管理下の災害［平成28年版］』2016年
　　http：//www.jpnsport.go.jp/anzen/anzen_school/tabid/1819/Default.aspx
9）田中哲郎『保育園における事故防止と安全管理』日本小児医事出版社　2011年
10）日本中毒情報センターホームページ
　　http：//www.j-poison-ic.or.jp/homepage.nsf

●○● コラム ●○●

トリアージ

トリアージとは、病気やけがの緊急度や重症度によって、治療やより専門的な医療を受けられる機関への移送など優先順位を決めることをいう。地震等の大きな災害時には、短時間で多くの被災者が生じるため、災害時の制約された条件のなかで1人でも多くの傷病者に対して、最善の医療を提供するために考え出された方法である。病気やけがの緊急度や重症度によって、4段階に分類がされる。トリアージの区分はトリアージオフィサー（トリアージ実施責任者・指揮者）が実施する。区分の判定が終了したら、「トリアージ・タッグ（triage tag）」という識別表が原則右手首関節に取り付けられる。さまざまな自然災害等によって、トリアージの概念が注目されている。

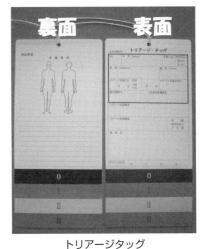

トリアージタッグ

出典　有限会社　北海道トータルシステム

トリアージの優先順位

位	分類	識別	病気やけがの緊急度や重症度
第1順位	最優先治療群	赤色（Ⅰ）	・ただちに処置を行えば、救命が可能な者
第2順位	非緊急治療群	黄色（Ⅱ）	・多少治療の時間が遅れても生命には危険がない者 ・基本的には、バイタルサインが安定している者
第3順位	軽処置群	緑色（Ⅲ）	・上記以外の軽易な傷病で、ほとんど専門医治療を必要としない者
第4順位	不処置群	黒色（0）	・ただちに処置を行っても明らかに救命が不可能な者または、既に死亡している者

第5章 ワーク

Ⅰ．次の文の（　）に適切な語句を入れなさい。

近年の子どもの死因としては、0歳では（　①　）が多く、次いで（　②　）が多い。1歳以降になると（　③　）や悪性新生物による死亡が増えてくる

Ⅱ．次の文の（　）に適切な語句を入れなさい。

不慮の事故の死亡率を年齢階級別にみると、0歳児では（　①　）が最も多い。1～4歳児、また5歳児以上では、（　②　）が最も多く、次いで（　③　）である。

Ⅲ．乳児用チャイルドシートの望ましい装着について簡単に述べなさい。

Ⅳ．事故と対処方法の組み合わせのうち正しいものを1つ選びなさい。

①かすり傷など軽微な事故・・・・連絡帳等で保護者へ連絡
②鉢植えの肥料を誤食・・・・救急車で担任とともに受診する
③ジャングルジムから転落し意識不明・・・・連絡帳等で保護者へ連絡

（解答は225ページ）

第 6 章 救急蘇生法およびその他の救急処置

◆キーポイント◆

保育施設において子どもの命が危険な状態に陥ったとき、保育者の対応が子どもの予後を左右する。よって保育者は鋭い「観察力」と、観察した情報を分析する「思考力」、傷病者の予後を予測した的確な「行動力」、さらには子どもに寄り添い、痛みや不安に配慮できる「温かい心」をも備えていなければならない。
本章では、子どもに起こりやすい事故時の観察の視点と、救急蘇生法について具体的に学ぶ。ここでは、なぜそうするのか、その裏付けとなる根拠をよく理解し、知識と技術を確実なものにしてほしい。

第1節 ● 保育における救急蘇生法

1 ── 救急蘇生法の概念と目的

救急蘇生法は、急な傷病者を救助するために行われるもので、一般市民による一次救命処置と応急手当、医師あるいは医師の指導のもと訓練を受けた者による二次救命処置とがある。

【救急蘇生法の種類とその概要】

一次救命処置：傷病により、突然の意識障害、呼吸停止、心肺停止、もしくは、これに近い状態となったときに行う救命処置。具体的には心肺蘇生法（胸骨圧迫・気道確保・人工呼吸）、AED[※1]を用いた除細動[※2]、異物による窒息状態にあるときの気道異物除去。
応急手当：一般的な傷病者に対して行われる一次救命処置を除いた手当。
二次救命処置：傷病者の呼吸や循環機能の停止あるいは著しい低下に対し、医師、あるいは医師の指導のもと訓練を受けた者により、器具や医薬品を用いて行われる高度な救命処置。

※1　AED
本章内コラム参照。

※2　除細動
心房、または心室の細動を除去すること。

一般市民による救急蘇生法は、❶傷病の悪化防止、❷苦痛や不安の軽減、❸安静の保持、❹傷病者に寄り添い励まし、医師または救急隊員に引き継ぐことが目的である。よって治療するのではなく、あくまでも医療機関に受診

するまでの手当で、原則として医薬品は使用しない。上記の❶～❸では、体位管理や体温管理も重要である。傷病が発生したら、まず周囲の安全を確認し、反応と呼吸の有無を観察し、緊急性に応じた対応をする。救急蘇生法のアルゴリズム※3は図6−1に示す。

※3　アルゴリズム
　問題を解決する定型的な手法

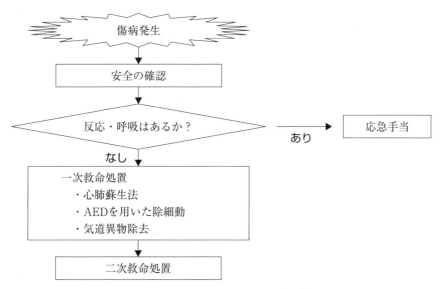

図6−1　救急蘇生法のアルゴリズム

2 ── 観察のポイント

　子どもの場合、言葉の発達が未熟であるために、自分の症状を正しく伝えることができず、異常の発見や対応が遅れることがある。よって保育士は、鋭い観察により、今、何が起きているのかを冷静に判断し、優先順位を考えて行動しなければならない。

　突然発生した傷病の際は、命に直結する意識・呼吸状態・循環状態・大出血の有無を直ちに観察する。衝突や転倒、転落等は、目に見える外出血がなくても脳や内臓の内出血の可能性もある。その場合、のちに重症化し命にかかわることがあるので、外傷がなくても注意深い観察が必要である。

　重症度を判断したあと、ゆとりがあれば「聞く」「見る」「嗅ぐ」「触れる」など、五感を十分活用し、いつ、どこで、どんな状況で発生したのか、どのような症状があるのか詳しく観察する。「直ちに観察するポイント」「その後に詳しく観察するポイント」については、それぞれ後述する。

　観察後は、ミクロな視点にとらわれず、それまでの経緯や周囲の状況、症状などを総合しマクロな視点で、すぐに回復するのか、悪化の可能性があるのかを予測する。そして、❶応急手当をして保護者の迎えを待つのか、❷医

療機関へ受診すべきか、❸救急車を要請し、医療機関への搬送が必要なのか、緊急性を判断する。判断に迷った場合は嘱託医に相談するとよい。

こうした傷病者の対応はもちろん、保護者への連絡・ほかの子どもたちの安全配慮等、職員と連携して迅速に行う。

【直ちに観察するポイント】

①意識：幼児以上は両肩を、乳児は両方の足の裏を軽くたたき、耳元で名前を呼びかけ、刺激に対しての反応を観察。「開眼しているがもうろうとしている」「刺激をしても反応しない」場合は緊急性が高い。
②呼吸：衣服をゆるめ胸の動きを見るとともに、傷病者の口と鼻に耳を近づけ、呼吸の有無、呼吸に異常がないかを観察。しゃくりあげるような死戦期呼吸が認められる場合は、心停止のサインであり、「呼吸なし」と判断。
③脈拍：頸動脈、上腕動脈（乳児の場合）などに人差し指・中指・薬指を軽く当て、脈拍数、脈の緊張・不整脈の有無を観察。
④大出血の有無：どの部位からどんな出血（動脈性出血※4／静脈性出血※5）がどのくらいあるのか観察。

＊意識障害、呼吸障害、循環障害、ショック、大出血、誤飲、中毒、重度の熱傷などは大至急、救急車を要請し、医療機関への搬送が必要である。

※4　動脈性出血
動脈の破綻による出血で、心臓の拍動に伴い鮮紅色の血液が噴出し、止血が困難なため重篤になりやすい。

※5　静脈性出血
静脈の破綻による出血で、水があふれ出すように暗赤色の血液が流出する。

【その後に詳しく観察するポイント】

①傷病者に聞く：自分の名前が言える年齢であれば名前が言えるか確認し、可能であれば「いつ、どこで、何をしていて、どうなったのか」、痛みやしびれの部位と程度等を確認する。このとき、痛みや動揺などにより、うまく話せないことが多いので、子どもの心を落ち着かせ、穏やかに接する。
②聞く：呼吸音（喘鳴や異常な呼吸音の有無）
③見る：表情や活気、口唇や顔色および皮膚の色（チアノーゼの有無）、呼吸状態（呼吸数・リズム・深さ・呼吸困難の有無）、嘔吐の有無と吐物の性状や量、外傷や熱傷による損傷の大きさや深さ、腫脹や変形の有無とその様子、手足の動き。
④嗅ぐ：呼気や吐物の異臭の有無。臭気があればどんな臭いか。
⑤触れる：腫脹、熱感、冷感。

3 ── 救急蘇生法における体位管理と体温管理

(1) 体位管理

体位管理は、傷病者の苦痛をやわらげ、呼吸や循環機能を維持し、症状の悪化を防ぐことを目的に行われ、安全で本人が安楽であるとともに、痛みや不安を与えないことが基本である。応急手当時に行われる主な体位について以下に述べる。

腹痛がある場合

仰臥位や側臥位とし、膝を曲げ、腹筋の緊張を緩和させる（図6－2）。膝下に枕や毛布をあてるとより安楽である。

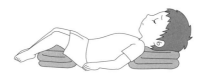

図6－2　腹痛がある場合（仰臥位）

顔面や頭部の打撲や出血がある場合

上体を少し起こした仰臥位とすることで、出血を減少させる効果がある（図6－3）。

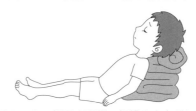

図6－3　顔面や頭部の打撲や出血がある場合（上体を起こした仰臥位）

出血がひどい場合や貧血がある場合

仰臥位で両下肢を挙上するショック体位（図6－4）により、脳や体幹部の血液還流を増やす効果がある。

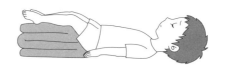

図6－4　出血がひどい場合等（ショック体位）

喘息の大発作時

上半身を起こし、体を前にかがめた起坐位（図6－5）によって、努力性呼気※6に必要な腹筋を有効に活用することができる。胸に枕や布団を抱えると体が安定し、楽である。

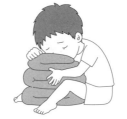

図6－5　喘息の大発作時（起坐位）

※6　努力性呼吸
苦しそうな呼吸。

意識障害や嘔吐の危険がある場合

意識障害があるときには、全身の虚脱による舌根沈下（舌の根元が喉の奥に落ち込む）によって気道を閉塞する。また、嘔吐の危険がある場合は、吐物で気道を閉塞する恐れがある。その場合は、回復体位（図6－6）にして体を安定させ、気道の閉塞を防ぐ。

【回復体位の方法】

①傷病者をうつぶせに近い側臥位にする。
②下側の上肢を前下方に伸ばし、上側の上肢は曲げるか、手の甲を下顎部に当てる。
③下顎を前につきだし顔を横に向け、気道を確保する。
④下肢は下側を伸ばし、上側の膝を曲げて前方におき、姿勢を安定させる。

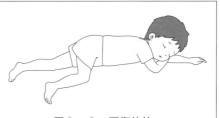

図6－6　回復体位

(2) **体温管理**

体温は健康な状態では、一定範囲に調節されている。しかし、傷病時は生体機能の低下により低体温となりやすい。低体温は、末梢循環や心肺機能に影響を及ぼし、ときに心停止となることがある。よって、救助者は傷病者の体温が奪われないよう体温管理をする。具体的には、床の接地面に衣類や毛布、新聞紙等を敷き体温が奪われるのを防止する。そして、傷病者のバイタルサイン、冷感や悪寒の有無を観察し、状況に応じた室温の調節と、衣類や毛布、救急処置用アルミシートなどにより全身を包み保温する。

また、溺水の場合は、気化熱により体温が奪われるので、衣服を脱がせ、乾いた布で体に付着している水分を拭き取ってから毛布等で全身を包む。

こうした体温管理には、救急処置用アルミシートはコンパクトで軽く、保温効果が高いので、救急箱や外出用救急かばんに備えておくと便利である。

4 ── 救急車の要請方法

救急車の要請は、119番に電話する。携帯電話で連絡する場合も119番のみで管轄内の消防本部に接続されるが、電波の方向によって近隣の市町村に接続されることがある。その場合、転送してもらえるので慌てて電話を切らないで、住所や目印を伝える。また、園や施設から電話をするときは、消防からの情報確認の問い合わせに備え、可能な限り、固定電話で連絡するとよい。

【保育施設における救急車の要請から医療機関への搬送手順】

①慌てず冷静に、傷病者のそばから離れず119番に電話する（協力者がいる場合は119番への電話を依頼する）。
②「火事ですか？　救急ですか？」と尋ねられるので、「救急です」と答える。
③「事故」か「急病」かを告げる。
④場所を伝える。
　「園名・施設名や場所」「住所」「電話番号」「目印」
⑤傷病者の「氏名」「年齢」「性別」を伝える。
⑥状況を要領よく的確に伝える。
　「いつ」「どこで」「何が起きたのか」「傷病者の容態」
　「これまでに行った手当」
⑦救急車到着までにすべき手当があれば、指示を受け、協力者とともに行う。
⑧傷病者の観察を続けながら救急車の到着を待ち、サイレンが聞こえてきたら、協力者が上記④で伝えた目印まで迎えに行き、救急車を誘導する（協力者がいない場合、救助者は傷病者のそばから離れない）。
⑨救急隊員にそれまでの容態と実施した手当を伝える（実施した手当はメモしておくとよい）。
⑩医療機関への搬送は、経過のわかる職員が付き添い、園や施設に状況を適宜、報告する。

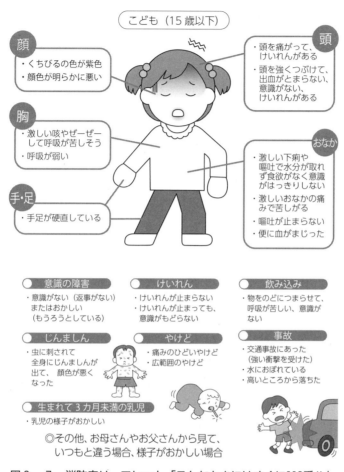

図6-7　消防庁リーフレット「こんなときにはすぐに119番!!」
出典：消防庁ウェブサイト「消防車利用リーフレット【子供版】」
http://www.fdma.go.jp/html/new/kyuukyuusya_riyou_leaflet.pdf

第2節 ● 子どもの一次救命処置

1 ── 一次救命処置の意義

　傷病者の突然の心停止に居合わせた人は、「救命の連鎖」(図6-8)のキーパーソンであり、バイスタンダー(bystander)と言われる。
　「『救命の連鎖』」とは、❶心停止の予防、❷早期認識と通報、❸一次救命処

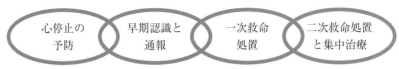

図6-8 救命の連鎖
出典：日本救急医療財団心肺蘇生法委員会監「救急蘇生法の指針2015（市民用）」2015年　p.5一部改変
http://www.fdma.go.jp/neuter/topics/kyukyu_sosei/sisin2015.pdf

置（心肺蘇生法とAEDを用いた除細動）、❹二次救命処置と心拍再開後の集中治療の４つの要素」[1]により構成される。

　子どもの心停止の主な原因は、窒息、溺水、外傷などである。保育者は子どもの発達を踏まえ、日頃から健康状態を観察し、事故対策を行い、心停止の予防をする。そして、常に子どもを見守り、異常の早期発見に努める。もし、子どもに反応がなく、普段通りの呼吸（正常な呼吸）がなければ心停止を疑い、大声で応援を呼び、119番通報とAEDの依頼をし、すぐに一次救命処置を開始する。

　心臓が停止すると血液が循環しなくなるため、突然、細胞活動に必要な酸素の供給が途絶え、３〜４分後には細胞の壊死が始まる。その後、時間の経過とともに他の臓器へのダメージは拡大する。死滅した細胞は再生することはなく、命が助かったとしても機能障害をきたし、そのまま放置すれば死に至ってしまう。

　心臓停止、呼吸停止、多量出血による経過時間と死亡率の目安を示した「カーラーの救命曲線」（図６-９）によると、50％死亡率は、心臓停止から約３分、呼吸停止から約10分、多量出血から約30分である。

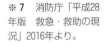
※7　消防庁「平成28年版　救急・救助の現況」2016年より。

　総務省消防庁によると[※7]、近年の119番通報から救急車到着までの平均所

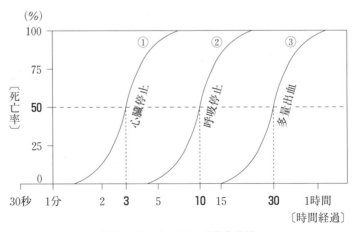

図6-9　カーラーの救命曲線
出典：Cara M.：1981より作成

要時間は、約8.6分である。これに、傷病者の発見から救急車の通報までにかかる時間を加味すると、死亡率はさらに高くなる。救急車の到着までただ待っているだけでは助かる命も助からない。ゆえに、バイスタンダーにより一刻も早く一次救命処置を開始することが重要なのである。

日常的に子どもにかかわる保育者は、いざというとき冷静に最善を尽くし、二次救命処置につなぐ責務があることを認識し、確かな知識と技術を習得してほしい。

2 ── 心肺蘇生法

(1) 心肺蘇生法のガイドライン

心肺蘇生法は、国際蘇生連絡協議会がまとめ、それに基づきJRC（日本蘇生協議会）によって2000（平成12）年から日本独自のガイドラインが作成されてきた。そのガイドラインは、心配蘇生法の科学的根拠が検討され、一般市民が躊躇なく、すぐに効果的な救命処置を行えるよう5年ごとに改正されている。2015（同27）年に発表された最新版のガイドラインから、一次救命処置（basic life support：BLS）のアルゴリズムを図6-10に示す。

(2) 蘇生ガイドラインのポイント

心肺停止幼児の心停止は呼吸原性であることが多いため、人工呼吸は有効とされる。しかし、救助者が人工呼吸を躊躇したり、人工呼吸に手間取り救助が遅れることがある。そのため、ガイドラインでは、市民が救助者となる場合、人工呼吸の有無にかかわらず、一刻も早く胸骨圧迫を開始し、血液を循環させることが推奨されている。

血液を循環させるには、確実に効率よく継続して胸骨圧迫を行わねばならない。それには、圧迫の位置、テンポ、強さが重要であるだけでなく、確実な圧迫解除による除圧も血液循環には不可欠である。ガイドラインでは、それらについて科学的根拠に基づいた具体的な数値や方法が示されている。また、胸骨圧迫の質を維持するためには、周囲に助けを求め、前述したように適宜交代し、その場に居合わせた人々が協力して命を繋ぐことが必要である。

子どもにかかわる保育士や専門職者は、人工呼吸を組み合わせた心肺蘇生法を行うことが望ましいとされている。それには、いざというときに動揺しないで、冷静な判断や救命活動ができるよう、人工呼吸を組み合わせた蘇生法のトレーニングを積まねばならない。子どもの命を預かる者には、心肺蘇

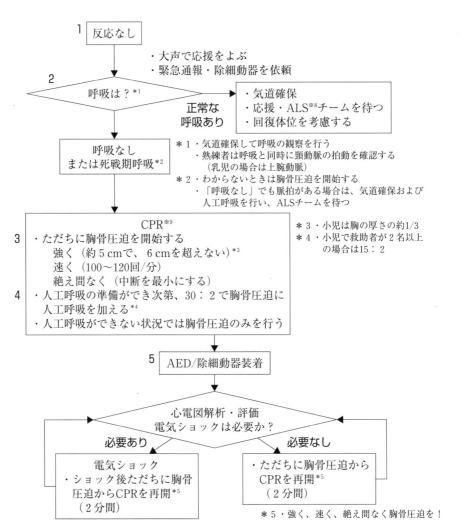

図6-10 医療用一次救命処置（BLS）のアルゴリズム

注：JRCのBLSガイドラインは、成人だけでなく小児を含む心肺危機に陥った傷病者を対象とした共通のアルゴリズムが採用されている。一方、保育士や教員、小児の保護者など日常的に小児に接している者についてはこちらの医療用BLSアルゴリズムをもとにBLSを行うものとされている。
出典：一般社団法人日本蘇生協議会監修『JRC蘇生ガイドライン2015』医学書院　2015年　p.184を一部改変、および同書p.16参考

生の方法を単に知っているというだけでなく、当たり前に素早く確実に行動できるリテラシーが求められる。

【蘇生ガイドラインのポイント】

〔ポイント１〕
①胸骨圧迫→②気道確保→③人工呼吸→④AED（②③は可能であれば）

〔ポイント２〕
強く、速く、絶え間ない胸骨圧迫
- 乳児の圧迫の位置は、乳頭を結ぶ線のすぐ下の胸部
- 乳児の圧迫は、指２本で
- 小児の圧迫の位置は、胸骨の下半分
- 小児の圧迫は、両手または片手で
- １分間に100回〜120回のテンポで圧迫
- 圧迫の深さは胸の厚さの約１／３
- 毎回、胸壁が元に戻るように圧迫解除
- 可能であれば胸骨圧迫の交代は１〜２分毎に行い圧迫の質を保つ
- 胸骨圧迫の交代は素早く、圧迫の中断は10秒未満

〔ポイント３〕
人工呼吸の技術と意思があれば、気道確保後、人工呼吸
- 頭部後屈－顎先挙上法で気道確保
- 人工呼吸は胸が上がるのを確認しつつ１秒かけて２回
- 胸骨圧迫と人工呼吸の比は、30：２

〔ポイント４〕
AEDは音声メッセージに従って実施
- 未就学児の場合、AEDの電極パッドは小児用パッドを使用し、小児用パッドがない場合は、成人用パッドを使用
- 電気ショックを１回実施後、直ちに胸骨圧迫から心肺蘇生を再開
- 電気ショック後は「心肺蘇生２分間→電気ショック→心肺蘇生２分間」と繰り返す

(3) 心肺蘇生法の手順と留意点

心肺蘇生法の手順及び留意点を以下に示す。なお、手順⑥〜⑦については、人工呼吸の技術と意思があれば実施し、なければ実施せず⑤→⑨の順で行う。

【心肺蘇生法の手順と留意点】

手　順	留意点
①反応を確認する。 「反応なし」	・両肩を軽くたたき、大声で呼びかけ、なんらかの反応や目的のあるしぐさがなければ「反応なし」とみなす。乳児の場合、両方の足の裏を刺激して反応を確認する。このとき、むやみに身体を乱暴にゆすってはならない。
②大声で叫び、周囲に協力者を求める。	・その場から離れず、「誰か来てください」「誰か助けてください」と大声で叫ぶ。
③協力者に119番の通報とAEDの依頼をする。	・「あなたは119番通報してください」 ・「あなたはAEDを持ってきてください」

④呼吸をみる。 「呼吸なし」または「異常な呼吸」 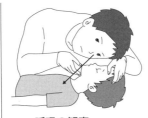 呼吸の観察		・傷病者の口と鼻に救助者の耳を近づけ呼吸音を聞きつつ、胸と腹の動きを観察。 ・「呼吸なし」または「異常な呼吸（死戦期呼吸）」の場合、心停止と判断し、ただちに心肺蘇生法を開始する。 ・呼吸を認める場合は、可能であれば回復体位にし、救急隊員または医師の到着を待つ。この間、呼吸の観察をし、呼吸が認められなくなったら心肺蘇生法を開始する。
⑤胸骨圧迫を30回行う。 ・強く（胸の厚さの約1／3） ・速く（少なくとも100〜120回／分のテンポで） ・絶え間なく（中断を最小に） ＜両手で圧迫＞ 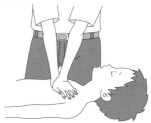 ＜片手で圧迫＞ 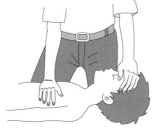 ＜乳児は2本指で圧迫＞ 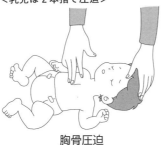 胸骨圧迫		＜救助者のポジション＞ ・救助者は傷病者を仰向けに寝かせ頭側にひざまずく。 ＜胸骨圧迫の部位＞ ・圧迫は胸骨の下半分で「胸の真ん中」が目安。 ＜胸骨圧迫を行う手＞ ・乳児は指を2本当て圧迫する。 ・小児は片手または両手の手掌基部で、成人は両手の手掌基部で圧迫する。 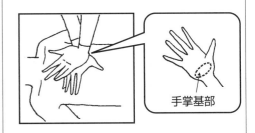 ＜胸骨圧迫の方向＞ ・救助者の肘を伸ばして垂直方向に、そして圧迫のたび胸壁が完全に元の位置に戻るよう圧迫を解除し、効果的な循環を行う。

⑥気道を確保する。 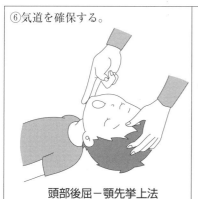 頭部後屈－顎先挙上法	・頭部後屈－顎先挙上法と下顎挙上法とがある。頸椎損傷が疑われる場合、訓練を受けた者は下顎挙上法を行うが、ここでは頭部後屈－顎先挙上法について述べる。 <頭部後屈－顎先挙上法> ・救助者は傷病者の頭側の手を傷病者の額にあて頭を軽く後方に傾けながら他方の手の人差し指と中指で下顎を引き上げる。
⑦人工呼吸を2回行う（呼気がうまく入らない場合や、人工呼吸を躊躇する場合は、胸骨圧迫をそのまま続ける）。 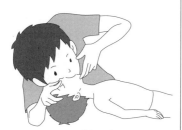 口対口法 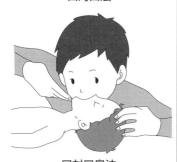 口対口鼻法	・傷病者の口を大きく開き、口対口法または口対口鼻法により胸が軽く上がる程度に1秒かけて救助者の息を2回吹き込む。このとき、救助者は傷病者の胸の上下の動きを横目で確認しながら行う。 <口対口法> ・傷病者の鼻をつまみ、救助者の口で傷病者の口を覆い呼気を吹き込む。 <口対口鼻法> ・乳児に行う方法で、乳児の口と鼻を救助者の口で覆い、呼気を吹き込む。 ・人工呼吸は可能であれば感染対策として感染防護具を使用する。 <シートタイプ>　　<マスクタイプ> 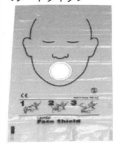 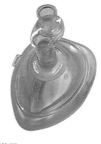 感染防護具 出典　レールダル社
⑧胸骨圧迫、人工呼吸を行う（人工呼吸が困難な場合は、胸骨圧迫を継続して行う）。	<胸骨圧迫と人工呼吸の比> <u>乳児および小児</u> 　救助者が1名のとき 　　胸骨圧迫：人工呼吸＝30：2 　救助者が2名のとき 　　胸骨圧迫：人工呼吸＝15：2 <u>成　人</u> 　　胸骨圧迫：人工呼吸＝30：2 ・救助者が2名以上の場合は、疲労によって胸

	骨圧迫の質が低下しないよう胸骨圧迫を交代する。 ＜交代のポイント＞ ・疲労に応じて約1〜2分で役割を交代し交代時間は10秒未満で素早く行う。
⑨AEDが到着したら、装着する。 ❶電源を入れる	・蓋を開けると自動的に電源が入るものもある。どのAEDも電源が入るとアナウンスと点滅ランプにより、操作方法がわかりやすく指示されるので、落ち着いて指示に従う。
❷傷病児の衣服を取り除き、前胸部をはだける	・前胸部がぬれていたら、乾いた布で水分をよく拭き取る。湿布があれば取り除く。
❸電極パッドを指示された部位に貼る ＜胸の右上と胸の左下に貼る場合＞ 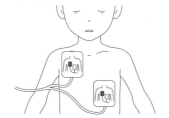 ＜心臓をはさむように貼る場合＞ 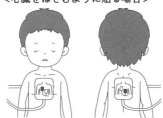 電極パッドの貼り方	・電極パッドはパッドや袋のイラストと同じ部位に、空気が入らないように密着させて貼る（密着していないと電気がうまく伝わらない）。 ・6歳未満は小児用パッドを貼るが、ない場合は成人用を用いる。パッドが大きい場合は、パッド同士が重なり合わないように注意して貼る。どうしても重なってしまう場合は、2枚のパッドで心臓をはさむように貼る。
⑩心電図の解析・評価 「ショックは不要です」 　→心肺蘇生を胸骨圧迫から開始 「ショックが必要です」 　→AEDの指示に従う	・電極パッドが肌にしっかり貼れると「解析中です。傷病者から離れてください」とのアナウンスとともに心電図の解析を始める。救助者は周囲の人に離れるよう指示し、誰も傷病者に触れていないことを確認する（傷病者の体に触れていると心電図の解析がうまく行われないことがある）。 ・解析は機種により自動で行われるものと「解析ボタン」を押すものとがあるので、AEDのアナウンスをよく聞き指示に従う。 ・解析後に電気ショックの必要性の有無を知らせるアナウンスがあるので、よく聞き指示に従う。

⑪電気ショックを行う	・「ショックが必要です」のアナウンスの後、自動的に充電を開始し「ショックボタンを押してください」と指示がある。 ・救助者は周囲の人に離れるように指示し、誰も傷病者に触れていないことを確認したうえで「電気ショックボタン」を押す。そのとき、傷病者に触れた状態で電気ショックを行うと、感電の危険があるので、救助者の目視による確認を怠ってはならない。
⑫電源はつけたまま、電極パッドも外さず、直ちに心肺蘇生を胸骨圧迫から開始する。 <心肺蘇生を中断する場合> ・救急隊員や医師に引き継ぐまで ・傷病者に正常な呼吸や目的のある仕草が認められるまで	・「ショックは完了しました。直ちに胸骨圧迫と人工呼吸を開始してください」の音声指示に従う。 ・AEDは2分ごとに心電図解析・評価を繰り返すので、救急隊員または医師に引き継ぐまではAEDの電極はつけたまま、電極パッドは外さず音声指示に従う。 ・傷病者に正常な呼吸や目的のある仕草が認められてもAEDの電源はつけたまま、電極パッドは外さず、可能であれば回復体位にして様子を見守り、救急隊員や医師が到着するのを待つ。

AEDを使用するときの注意

AEDのボタンの位置やアナウンスは機種により少し異なるが、どの機種も手順は同じなので、動揺せず冷静にアナウンスを聞き指示に従う。

3 ── 気道異物除去

(1) 子どもにおける気道異物の特徴

気道とは空気の通り道で、鼻や口から入った空気は、食道との交差点である喉頭から気管や気管支を通り肺へと進む。喉頭では、誤って気道に異物が入り込まないように、嚥下（飲み込み）時、反射的に喉頭蓋が気道を閉鎖する仕組みとなっている（図6-11）。

しかし子どもは、❶成人に比べ呼吸数が多く、気道が開いている時間が長い、❷喉頭蓋の働きが未熟、❸奥歯が生えそろっていない時期には食物を細かくすり潰すことができず、塊のまま飲み込んでしまう、❹口のなかに食物を入れて泣いたり、笑ったりすることが多い、などの理由から誤嚥（図6-12）の危険性が高い。

●○● コラム ●○●

AED

　AEDとは、心臓の筋肉がけいれん状態になり、全身に血液を送ることができないときに電気ショックを与え、心房や心室の細動を除去し、心臓の動きを正常に戻す医療用具で、自動体外式除細動器ともいう。

　電気ショックは従来、医療行為とされていたが、米国では1990年頃から一般市民による電気ショックの必要性が関係学会から提言され、2000年に国際ガイドラインに取り入れられた。

　その後、市民が使いやすいAEDが開発され、日本では2004年7月から、一般市民の一次救命処置において、AEDによる電気ショックが認められた。

　AEDは、電源を入れ電極パッドを装着し、音声指示に従い操作することで、医学的知識がなくても電気ショックを行うことができる。2005年に愛知県で開催された「愛・地球博」では、AEDによって来場者の尊い命が救われ、その有効性は広く知られるようになった。

　現在では、人が多く集まる空港や駅はもちろん、学校や大型スーパーなどにも設置され、AEDは私たちにとって身近なものとなりつつある。それは人目に付きやすいところに設置され、専用ボックスにAEDマークが貼られている。

　緊急事態に備えて普段からAEDがどこにあるかを把握しておくことは救命率を高めることに繋がる。また、AEDは、音声指示に従えば電気ショックを行うことができるが、一般市民の誰もが救急蘇生法の知識と技術を習得することで、さらなる救命効果が期待できる。そして、救命の連鎖のファーストステップである「心停止の予防」の重要性を認識し、個々の生活を見直すことで周囲に小さな変化が生まれ、だれもが助け合い、安全で安心できる社会をつくりだす大きな力となっていくのではないだろうか。

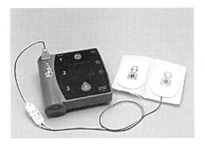

AED（小児用電極パッド）
出典　フクダ電子

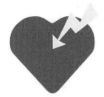

AEDマーク
出典　日本救急医療財団

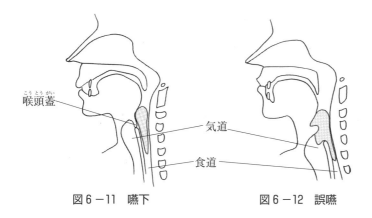

図6-11 嚥下　　図6-12 誤嚥

　保育士は、こうした発達上の特徴を理解し、なんでも口に入れる時期には、食物のみならず口に入るものすべてが気道異物の原因となることを認識し、日々の安全管理と安全教育による誤嚥予防に努めなければならない。

(2) 気道異物による症状

　異物で気道をふさぐと呼吸困難となるが、苦しくても声が出ないために周囲に人がいても発見が遅れ、死に至ることがある。保育士は、特に食事中には目を配り、突然の咳込みや呼吸困難、手をばたつかせ苦しがる、チアノーゼや苦悶表情などが発生した場合は、まず気道異物を疑う。

　その症状は、異物の性状と閉塞の程度によって異なる。小さな異物を吸引した場合、強い咳をすることが多いが、なかには軽い咳や無症状のこともある。一見なんでもなさそうな場合でも、時間が経過すると感染を起こすので、医療機関への受診が必要である。また、異物が気道を部分的に塞いでいる場合は、激しい咳と努力性呼吸とともに、呼気時に喘鳴が聞こえることがある。そして異物により完全に気道を塞ぐと、窒息状態となり発声することができず、すぐに意識が消失する。

　気道異物による呼吸障害は突然発生し、命にかかわるので、気道異物除去のアルゴリズム（図6-13）を理解し、即対応できるようマスターしておく。

(3) 気道異物除去の手順

　気道異物が疑われる場合は、大声で応援を呼び、119番通報を依頼する。同時に子どもの反応、咳の有無を確認し、反応がない場合はAEDも依頼する。その後、気道異物除去を行うが具体的には以下に述べる。

反応がある場合

　咳による異物除去効果は高いので、反応があり咳ができれば強い咳をさせ

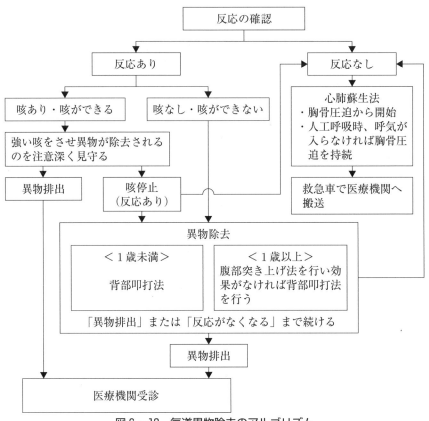

図6-13 気道異物除去のアルゴリズム

異物の排出を促す。その間、救助者は子どもを励まし注意深く見守る。

　咳ができない場合、1歳未満は「背部叩打法」のみを、1歳以上は「腹部突き上げ法」を行い、効果がなければ「背部叩打法」を前者、後者ともに異物が除去されるまで、または反応がなくなるまで行う。腹部突き上げ法は異物が除去され、呼吸が正常になっても内臓を損傷していることがあるので、すぐに医療機関を受診させる。

反応がない、または反応がなくなった場合
①子どもを仰臥位にする
②通常の心肺蘇生法を胸骨圧迫から行う
　＊人工呼吸時、呼気が入らない場合でも、胸骨圧迫により気道の異物が動き、呼吸が可能になったり異物が除去されることがあるので救急隊員や医師に引き継ぐまで胸骨圧迫を続ける。
③口腔内に異物が見えたら除去し、呼吸を確認する
　＊このとき、異物を取り除くために胸骨圧迫を中断してはならない。

【気道異物除去の方法】

1歳未満	1歳以上
＜背部叩打法＞ ①救助者は片膝をつくか座る。 ②乳児を片腕にうつぶせに乗せる。 ③手のひらで乳児の頭部と下顎を支えながら、乳児をのせた救助者の片腕を大腿の上にのせる。 ④乳児の頭を体よりも低く保つ。 ⑤乳児の背中の真ん中を救助者のもう一方の手掌基部で強く叩く（異物が排出されるか、反応がなくなるまで）。 ⑥口腔内に異物が見えたら取り除く。 ⑦呼吸を確認する。 ＜膝にのせて＞ 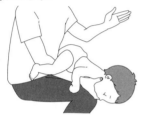 背部叩打法（1歳未満）	＜腹部突き上げ法＞ ①子どもに助けることを告げる ②子どもの背後にまわる ③子どものウエストに両腕をまわし抱きかかえるように体を密着させる ④子どもの臍を確認し臍のやや上方に救助者の握りこぶし（親指側）をあてる ⑤もう一方の手で握りこぶしをつかむようにして握りこむ ⑥救助者の両腕を絞るように子どもを手前上方に向かって1秒に1回のテンポで数回突き上げる ⑦口腔内の異物が見えたら取り除く ⑧呼吸を確認する ⑨効果がなければ背部叩打法を行う ＜膝にのせて＞ 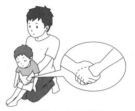 腹部突き上げ法
	＜背部叩打法＞ ①救助者は片膝をつき、大腿部に子どもをうつぶせに乗せる ②子どもの頭を体よりも低く保つ ③子どもの背中の真ん中（肩甲骨の間）を救助者のもう一方の手掌部で強く、数回叩く（異物が排出されるか、反応がなくなるまで） ④口腔内に異物が見えたら取り除く ⑤呼吸を確認する 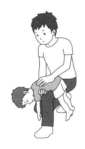 背部叩打法（1歳以上）

第3節 ● 起こりやすい事故と応急手当

　子どもの事故として上位に挙げられる頭部打撲、創傷、熱傷、誤飲などは早期の対応が大切であり、保育に携わるすべての職員が適切な応急手当を身に付けなければならない。

　適切な応急手当は子どもたちの生命を救い、治療にかかる時間や後遺症を減らすことができる。スムーズな応急手当を行うためには、傷病の程度の確認、救急車要請の判断、医療機関への連絡・搬送、保護者への連絡、事後処理などの方法を園の状況に合わせて検討し、フローチャート※10を作成しておくとよい。

　フローチャートでは、傷病発生時に誰がどのように動くのかが一目でわかるようにしておくことが大切である。たとえば、脚注図のように傷病発生、応急手当、複数の職員と園長による傷病の確認後、受診必要がNOであれば、応急手当を完了し、傷病の状態により保護者に電話連絡というように流れていく。逆にYESとなったときは、医療機関への連絡、保護者に連絡、保護者の受診許諾、医療機関への迎え依頼、治療開始許諾というように1つの行動のモデルをつくることによって、子どものすばやい健康回復に寄与することができる。フローチャートをもとに訓練し、傷病が発生したときは事後に職員間で話し合い、必要に応じてフローチャートの改善を図る必要がある。

> ※10　フローチャート
> 流れ図または流れ作業図のことである。保育現場では手順を明確化、統一化のために用いられている。
>
> **応急手当の流れ**
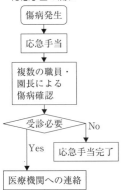

1 ── 頭部打撲

　乳幼児は、身長に占める頭部の割合が大人より大きく、また運動機能が未熟である。そのため、バランスを崩して転倒し、その際に頭部にけがをする頻度が高い。

　頭部のけがには頭皮の創傷などの軽いものから、頭部打撲、頭蓋骨骨折など精密検査や手術が必要なものまであり、いずれの場合も早急に手当を行い、その後、慎重に経過を観察する必要がある。

　また、たとえ受傷直後に変化がなくても、時間が経ってから頭蓋内出血を起こすこともある。したがって、頭部を強打したときは保育所・幼稚園・認定こども園（以下、「園」と総称）での経過観察はもちろんのこと、保護者にも受傷状況や観察ポイントをきちんと伝え、家庭でも症状に変化がないか注意しながら激しい運動は避けるなど、経過観察を行う必要がある。

【頭部のけがの処置】

	応急手当	受診のめやす
頭部創傷 （頭皮に傷ができて出血している状態）	・清潔なガーゼで出血部位を圧迫し様子をみる。頭部には毛細血管が多いため、小さな傷でも出血が多いことがあるが、落ち着いて傷の場所や深さを確認する。 ・頭部を打撲していることが多いので注意深く観察する。	（158ページ参照）
頭部打撲	・打撲直後すぐに泣き、その後15分ほどで泣きやみ、機嫌や食欲が変わらないようであれば、保育室内で安静にして観察を継続する。 ・反応がなく、呼吸が普段通りでない場合は救急車を要請し心肺蘇生法を行う（147ページ参照）。 ・こぶは嫌がらなければ冷やす。 ・受傷後24時間は安静、2～3日は激しい運動は避け、観察を継続する。	・吐気、嘔吐、意識障害、呼吸の乱れ、けいれん、耳や鼻からの出血、手足が動かない、頭痛や発熱などの症状がみられた場合にはすぐに医療機関に受診するか救急車を要請する。

2 ── 胸部・腹部打撲

子どもは、活発な遊びのなかで、転んだり、ぶつかったりして胸や腹などを強打することがある。受傷後、大声で泣いてもすぐに泣きやみ、時間の経過とともに痛みがおさまり、普通に話し、歩けるようになれば大きな問題はない。しかし胸部や腹部には、肺、肝臓、腎臓など大切な臓器があるため的確な観察と対応が必要である。

【胸部・腹部打撲の手当】

	応急手当	受診のめやす
胸部打撲	・衣服をゆるめ、楽な姿勢で寝かせる。安静にして症状を十分観察する。 ・呼吸運動に連動した痛みは肋骨骨折の疑いがあるので、特に注意深く観察する。外傷があれば手当をする。 ・数日は観察を続ける。	・受傷部の強い痛み、呼吸運動に連動した痛みがある場合は医療機関受診。 ・呼吸困難、ショック症状などを認める場合、救急車要請。

腹部打撲	・衣服をゆるめ、楽な姿勢で寝かせる。安静にして外傷の有無を含めて、症状を十分観察する。顔色、脈拍、冷汗などに十分注意をする。 ・背部を打撲して腎臓の創傷を受けたときは血尿がみられることがあるので尿の観察も行う。 ・数日は観察を続ける。	・腹部の強い痛み、腹部膨満（お腹がふくれる）、吐気、嘔吐、ショック症状、血尿、血便などがみられたときは救急車を要請する。 ・腹部を強打したときは、症状がなくても念のため医療機関を受診する。

3 ── 創傷

　園では、はさみによる切り傷や刺し傷、転んですりむく擦り傷、子ども同士のかみ傷、引っかき傷などがよくみられる。切り傷や刺し傷は、傷が筋肉におよび出血が多いことがある。擦り傷や刺し傷は、細菌感染しやすい。どのような傷でも手当の基本は、出血を止め、細菌感染を防ぐことである。また、保育者は子どもの不安を和らげることが大切である。保護者には受傷状況を正確に伝えるとともに、受診基準について説明する。

　最近、傷の手当は洗浄後、消毒をせず、乾燥させない湿潤療法に変わりつつある。よく洗浄し専用絆創膏などで密閉するというこの方法を使用する際は、保護者に十分に説明し、観察ポイントを指導する必要がある。

　動物によるかみ傷や引っかき傷は受傷したときから感染している傷とみなし、洗浄後、医療機関を必ず受診する。

【傷の処置】

	応急手当	受診のめやす
切り傷・擦り傷・刺し傷	・子どもに声をかけ不安を和らげる。 ・使い捨て手袋を着用する[※11]。 ・傷の確認をする。ひどい出血がない場合は、傷とその周囲を流水で洗う。土などは洗い流す（ガラスや釘は無理に抜かない）。 ・出血が続くときは、傷口にラップをかぶせ圧迫して止血。 ・出血が多い場合は傷口を心臓より高い位置にあげる。 ・ショック症状に注意する。 ・ラップの上をガーゼで覆い、包帯をする。翌日、傷を観察する。	・出血がひどい、傷口が大きい・深い・刺し傷で傷口が狭いが深い、ガラスや釘などが刺さっている、かみ傷、引っかき傷は医療機関へ。 ・ドクドク出る動脈性の出血や大出血の場合、直接圧迫止血法を行い、救急車を要請する。ショック症状に注意する。 ・傷が腫れたり周囲が赤くなったりした場合、医療機関を受診。

※11　感染症の患者とそうでない患者を区別せず、患者由来の体液はすべて感染性があるものとして取り扱うという考え（標準感染予防策：スタンダードプリコーション）のもと、医療や介護現場ではそれらを扱うときは使い捨て手袋や必要時ゴーグルなどを着用している。保育所などでも子どもの血液に触れる可能性のあるときは手袋の着用が望ましい。

かみ傷・引っかき傷	・子どもに声をかけ不安を和らげる。 ・使い捨て手袋を着用する。 ・傷と周囲を流水でよく洗う。	・人によるもの、動物によるものにかかわらず、医療機関を受診する。 ・ハブなどの毒ヘビによる噛み傷は、洗浄後、安静にして救急車を呼ぶ。

【直接圧迫止血法】

手　順	留意点
・使い捨て手袋を着用する（なければビニール袋でもよい）。 ・出血部位を厚く折ったガーゼなどで10分ほど押さえる。 ・包帯を少しきつめに巻いても直接圧迫止血法と同様の効果がある。	・子どもには、帯状の布を用いて血流を遮断して止血する止血帯法は実施しない。 ・手足に傷口がある場合は、心臓より高い部位に持ち上げると早く止血する。

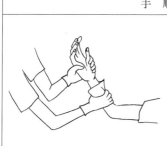

4 ── 鼻出血（鼻血）

　子どもは鼻をいじることが多く、鼻出血が起こりやすい。特に鼻の入り口付近にはキーゼルバッハの部位といわれる毛細血管が集まっている場所があり、鼻血のほとんどはここからの出血である。すぐに止血するのであまり心配することはないが、頻回に鼻出血を繰り返す場合や20分以上止まらないときは耳鼻科を受診する。

【鼻出血（はな血）の応急手当】

応急手当	受診のめやす
・使い捨て手袋を着用する ・座らせて少し前屈みにし、鼻のなかほどにある固い骨のすぐ下の部分（小鼻の上（キーゼルバッハ部位））を強くつまみ、10分くらい圧迫する。幼児は保育者が行う方がよい。 ・上を向かせたり、仰向けに寝かせると血液が喉に流れ、嘔吐することがあるので寝かせない。 ・綿球を鼻に入れて止血すると、抜き出すときに固まったかさぶたがはがれ、再出血することがあるので鼻の圧迫で止血する場合は綿球を入れる必要はない。	・鼻を圧迫して20分以上経っても止血しない場合は耳鼻科を受診する。 ・頭部をぶつけた後の鼻出血は至急医療機関に搬送する。

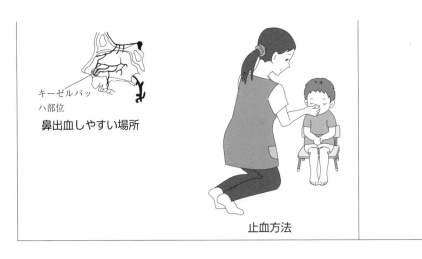

鼻出血しやすい場所　キーゼルバッハ部位

止血方法

5 ── ショック

(1) ショック症状

　ショックはなんらかの理由で、急激に脳、腎臓、肝臓などの重要な臓器への血流不足が起き、臓器に酸素が行き渡らず、臓器の細胞の代謝が損なわれ、機能が果たせなくなることで生じ、適切な処置がなされないと死に至ることがある。ショックの原因は大出血、心臓の病気、熱傷、重症の感染症、アナフィラキシーショックなどである。

　ショック症状は皮膚蒼白・冷汗、早く弱い脈、血圧低下と呼吸不全（通常、浅く早い呼吸）、尿量の減少、精神症状（不安、無関心）などで、保育現場では通常血圧の測定をしないので、より詳細な観察が必要となる。橈骨動脈で脈が触れにくい場合は大腿動脈や総頸動脈での触知を行う。ショック状態を疑う場合、救急車を呼び、出血など原因が明らかであれば、止血などの応急手当も同時に行う（図6－14）。

ショック状態のときは、足先をあげ、体の中心部に血が流れやすいようにする。

・脈が触れにくいときは大腿動脈か頸動脈で観察する。
・軽い毛布などで保温する。声をかけて安心させる。

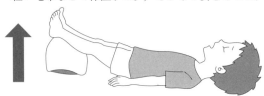

図6－14　ショック状態時の寝かせ方

(2) アナフィラキシーショック

アナフィラキシーショックは、即時型（急激に発症する）アレルギー反応のことで、園で注意すべき原因は、食物によるもの、スズメバチに刺されることなどによる。症状は、口の違和感、呼吸困難、蕁麻疹のような皮膚症状、吐気、嘔吐などで、血圧低下が起こり、意識障害が起こることがある。初期には必ずしも手足が冷たくならず、あたたかいこともあるので油断してはいけない。

食物アナフィラキシーショックを起こす危険性のある食品は、食品衛生法第19条に基づき、表示が義務づけられており、必ず表示される品目には、卵、乳、小麦、そば、えび、かに、ピーナッツ（落花生）があり、表示が勧められる品目に、あわび、いか、いくら、オレンジ、キウイ、牛肉、くるみ、さけ、さば、大豆、鶏肉、豚肉、マツタケ、もも、やまいも、りんご、バナナ、ゼラチン、カシューナッツ、ごまなどがある。これらの食品に強いアレルギーをもつ子どもは医師が判断してそれらの食品を食べないようにすることがある（除去食）。乳児では床に落ちている食物残渣をつまんで口に入れることもあり、食物アレルギーをもつ子どもの保育は慎重でなければならず、発症時の対応をあらかじめ確認しておく必要がある。

園でアナフィラキシーショック発症が疑われた場合、ただちに救急車を要請し、寝かせて足を高くし（図6-14）、吐物を吸い込まないように顔を横に向けて観察を続ける。反応がなく、普段通りの呼吸でない場合は心肺蘇生法を実施する。アナフィラキシーショックの症状を緩和する自己注射[※12]（マイラン製薬株式会社：エピペン®、2011（平成23）年9月より保険適用）があるが、園児は自分でエピペンを使用することはできないため、保育者の介助が必要となる。

6 ── 熱傷（やけど）

熱傷は、園では少ないが家庭内の事故として多くみられる。保育者は、予防法や応急手当について熟知し、保護者や子どもに対し安全教育をする必要がある。

熱傷の重症度は範囲と深さ（図6-15、6-16）により決められる。子どもの場合、Ⅰ度・Ⅱ度の熱傷が体の表面積の10～15％以上に及ぶときは寝かせて（ショック予防）医療機関に運ぶ。Ⅲ度は面積にかかわらず医療機関へ搬送する。軽症の熱傷とはそれ以下の狭い範囲の受傷で、ショック症状がない場合である。

※12 自己注射
従来、エピペンの使用は本人およびその家族に限られていた（医師法違反）。しかし緊急時等、自己注射が困難な場合もあり、現在、救急救命士、学校教職員、保育士、看護師による注射が容認されている。

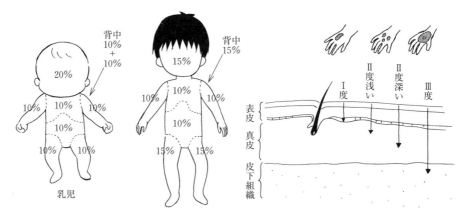

図6-15　皮膚面積を100としたときの体各部の割合（Blockerの法則）

図6-16　熱傷深度と皮膚の状態

　軽症熱傷は、受傷後すぐに流水で冷やし、熱で細胞組織が破壊されるのを防ぐ。冷やすことにより痛みも和らぐが、低体温に注意し、子どもが寒がったらやめる。熱傷の手当も近年変化しており、傷にくっつかず感染を予防する特殊なガーゼで覆い、乾燥させない方法がとられているが、軽症熱傷であっても受傷面積が広かったり、顔の熱傷の場合は、形成外科を受診して手当してもらうのがよい。また、やけどでできた水疱をつぶすと、そこから細菌感染する可能性があるため、できるかぎりつぶさない。
　重症熱傷は体の反応として、血液中の水分が血管から漏れやすくなり、循環血液量が減ってショック状態となることがある。重症熱傷の場合はただちに救急車を要請し、清潔なシーツで体をくるみ、バイタルサインを観察し、安静に寝かせ、子どもを励まし続ける。

7 ── 熱中症

(1) 熱中症とは

　熱中症とは、熱に中るという意味で、暑熱環境によって生じる障害の総称である。めまい、筋肉のこむら返りなどの比較的軽い症状から、高体温となりけいれんや意識障害を起こす重度のものまであり、適切な応急手当がなされなければ死に至ることがある。熱中症は従来、「熱痙攣」「日射病」「熱疲労」「熱射病」に分類されていたが、現在は表6-1のような重傷度による分類が提唱されている。
　乳幼児は体温調節機能が大人に比べて未熟で、また、体重に対して体表面積

表6-1 熱中症の症状と重症度分類

分類	症　状	症状から見た診断	重症度
Ⅰ度	・めまい・失神 　「立ちくらみ」という状態で、脳への血流が瞬間的に不充分になったことを示し、"熱失神"と呼ぶこともあります。 ・筋肉痛・筋肉の硬直 　筋肉の「こむら返り」のことで、その部分の痛みを伴います。発汗に伴う塩分（ナトリウムなど）の欠乏により生じます。 ・手足のしびれ・気分の不快	熱ストレス（総称） 熱失神 熱けいれん	
Ⅱ度	・頭痛・吐き気・嘔吐・倦怠感・虚脱感 　体がぐったりする、力が入らないなどがあり、「いつもと様子が違う」程度のごく軽い意識障害を認めることがあります。	熱疲労 （熱ひはい）	
Ⅲ度	Ⅱ度の症状に加え、 ・意識障害・けいれん・手足の運動障害 　呼びかけや刺激への反応がおかしい、体にガクガクとひきつけがある（全身のけいれん）、まっすぐに走れない・歩けないなど。 ・高体温 　体に触ると熱いという感触です。 ・肝機能異常、腎機能障害、血液凝固障害 　これらは、医療機関での採血により判明します。	熱射病	

出典：環境省『熱中症環境保健マニュアル2014』2014年
http://www.env.go.jp/heatillness_manual.php

が広く汗をかきやすいため、成人に比べて熱中症を起こしやすい。高温の環境下における運動中や車中に放置されることによる事故が少なくない。

(2) 熱中症の予防

　熱中症は予防が最も大切である。園では、塩分補給のためにも朝食をきちんととって登園させることを奨励し、保育中も子どもにこまめに水分をとらせる。夏季は帽子を着用し、涼しい服装をさせ、園庭やプールでの遊びは15分から20分ごとに涼しい場所で休憩させる。特に気温が急激に上昇する日は子どもの発汗の状態や顔色をよく観察する。園舎内外の気温に気をつけ、外気温が体温を超えるような場合はエアコンを利用するのもよいが、夏の暑さに少しずつ体を慣らす（暑熱順化）ことも大切である。
　日本体育協会では熱中症予防のための運動指針を示している。乾球温度が28℃を超えると熱中症への警戒が必要であり、31℃を超えると厳重警戒、35℃

以上では運動は原則中止である。湿度が高い場合は31℃を超えた場合でも原則中止にするなどさらに注意が必要といわれている。

(3) 熱中症の応急手当
① Ⅰ度：なるべくクーラーのある涼しい部屋に運び服をゆるめ、安静にする。水分・塩分を補給する。あれば冷たいイオン飲料を飲ませる。症状が続くときは医療機関に搬送する。
② Ⅱ度：同様に涼しい場所に収容し、足を少し高くして休ませる。意識があれば水分・塩分を補給する。水で絞ったタオルで体を清拭し体を冷やす。応急手当をして速やかに医療機関に搬送する。
③ Ⅲ度：躊躇せず、すぐに救急車を要請する。救急隊を待つ間、Ⅱ度と同様に応急手当をする。意識があれば水分・塩分を補給してもよい。体温は40℃を超えていることが多いので、濡れタオルで清拭後、扇風機で風を送って体を冷やしたり、あれば氷のうを脇の下や足のつけ根に当て、積極的に体温低下に努める。体温は耳式体温計で測るのがよい。反応がなく、普段通りの呼吸でない場合は心肺蘇生法を実施する。

8 ── 溺水（おぼれる）

子どもの溺水は1歳児に多く、家庭内の浴槽での発生が圧倒的に多いので、風呂場のドアを開けられないようにしておく、残し湯をしない、丈夫な蓋の設置などで予防できる。園では、子どものプール遊びや水遊び中は、たとえビニールプールでも目を離したり、その場を離れたりしてはいけない。

万一事故が発生したときは、事故発生現場での応急手当が大切である。反応がなく普段通りの呼吸がなければ、心肺蘇生法を行いながら救急車の到着を待つ。水を吐かせる必要はない。意識が戻っても数日は肺炎や呼吸障害を警戒しなければならず、医療機関の受診は必須である。

9 ── 異物誤飲・誤嚥

子どもは生後5か月を過ぎると、つかんだ物を口にもっていくようになるので、誤飲・誤嚥※13の恐れのあるものは床から1m以上のところか、鍵つきの棚に置く必要がある。保育室は子どもの目線でチェックし、豆類、画びょう、クリップなどが落ちていないように掃除する。チャイルドマウス※14や誤飲チェッカー（図6-17）を使って危険物を選別することも必要である。気

※13
誤飲：異物を誤って飲み込むこと
誤嚥：口腔あるいは胃内容物を誤って気管、または胃内に吸引することをいう。誤飲・誤嚥は、異物の介在部位により、気道異物、消化管異物などに分けられる。誤飲・誤嚥の定義には異なるものもある。

※14 チャイルドマウス
第5章p.120参照。

道内の異物は窒息の恐れが大きく、消化管の異物は消化管の損傷や中毒の恐れがある。

(1) 気道異物

気道異物は3歳くらいまでに多く、食物片（ピーナッツ、枝豆）、文房具（クリップ、キャップ）、小さい玩具（スーパーボール類、BB弾[※15]）などが多い。

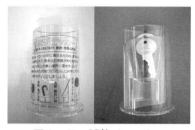

図6-17　誤飲チェッカー

※15　BB弾
BBはBall Bullet（球形弾）のことで、子どものピストルのおもちゃに使用する6mm程度のプラスチック製の弾。

気道異物のサインは、急に咳き込む（咳き込めない場合もある）、急に苦しみだす、顔色が急激に悪くなる、声が出ない、大きい子どもには物が詰まったのか聞くとうなずくことがある、などである。乳児には背部叩打法、1歳以上の子どもには腹部突き上げ法（優先）か、背部叩打法を異物が取れるまで続ける。反応がなくなってしまった場合は、心肺蘇生法を開始する。子どものそしゃく機能の発達を考慮して、もちなどの弾力性の強いものは2歳をすぎるまで、ピーナッツ、枝豆など豆類は3歳をすぎるまで与えない。

(2) 消化管異物

固形物質

食道異物は硬貨が最も多く、ボタン型電池や小さな玩具、文具が続く。胃内異物は数日で便に排泄されるものもあるが、ボタン型電池は胃壁を損傷することがある。異物誤飲への対処は、飲み込んだ物によって異なるので、何を飲み込んだのかを確認して、必要に応じて医療機関を受診する。

そのほかの誤飲物質

中毒の危険があるそのほかの消化管の異物は、図6-18を参考にして対処する。異物誤飲で最も多いのはタバコである。タバコ1本を食べると子どもの致死量に達すると考えられているが、少量食べた時点で嘔吐が誘発され、大事に至らないことが多い。紙巻タバコ4分の1程度の誤飲の場合は、呼吸、嘔吐、よだれの有無などを観察し、異常がなければ特別の処置はしない。タバコの有毒成分ニコチンが溶けた水（空き缶に吸殻を入れたため、残った水分にニコチンが溶ける等）を飲んだときは、少量でも吐かせて医療機関を受診する。

化粧品の誤飲も多く、なかでも除光液の事故は重症になることがあるため、保護者への安全教育が重要である。

中毒110番[※16]は、職員室の見やすい場所に貼っておくとよい。

※16　中毒110番
第5章p.119参照。

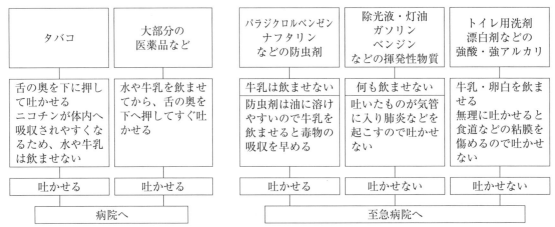

図6-18 誤飲時の応急手当のまとめ

出典：長村敏生「異物誤飲」『小児看護』第29巻3号　2007年　p.369

10 ── 捻挫・脱臼・骨折

　関節が外力を受けて通常に動く範囲を超えたために関節や靱帯が損傷された状態を捻挫、外力により関節内の2つの骨がはずれた状態を脱臼、骨に大きな外力が加わりひびが入ったり折れたりした状態を骨折という。骨折は、骨折部が外力を受けた体表面部分とつながっていない閉鎖骨折と、骨折部が体表面部分とつながっている開放骨折（複雑骨折）に分けられる。

　骨折は5歳前後が多く、腕の骨折が多い。事故原因は転落や転倒が多いが、交通事故によるものも多い。園では、自由遊びや遊具を使った遊びに十分注意する。滑り台、ブランコは骨折事故が置きやすい遊具である。

　脱臼や捻挫は骨折との区別が難しいため、受傷後は固定して患部を冷やし受診する。万一骨折がある場合、動かすと折れた骨の断端で周囲の神経や血管を傷つけるので、少しでも疑わしいときは、曲げない、動かさない、固定をして医療機関[※17]へというのが原則である。副木などを用いて固定すると痛みが軽減する。子どもは思いがけない事故や激しい痛みのために不安になっていると思われるので保育者は常に子どもを励ましながら応急手当を行う。

※17　骨折の疑いのときは、レントゲン検査に基づき診断するので、整形外科、外科などに搬送する。柔道整復師が開設する接骨院、ほねつぎなどではレントゲン検査は行えない。

【捻挫・脱臼・骨折時の応急手当】

	応急手当	受診基準
①捻挫 　受傷関節の痛みと腫れ、皮下出血など。	・受傷部位を固定し、冷やす。	・腫れと痛みがひどい場合は医療機関を受診する。

第6章●救急蘇生法およびその他の救急処置

②脱臼 　痛み、腫れ、関節の変形、動かすと強い痛み、動かない。	・三角巾などで関節が動かないように固定し冷やす。	・医師による治療が必要なので、受傷後は医療機関へ搬送。 ・保育者が治そうとしてはいけない。
③骨折 　腫れ、激しい痛み、触ると痛がる、皮下出血、運動制限などがみられる。 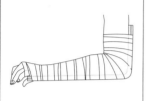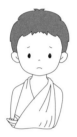 固定方法の例	・閉鎖骨折の場合は骨折部を固定し、痛みや腫れの軽減のため冷やし受診する。 ・開放骨折の場合、傷口を清潔なガーゼで厚く覆う。洗ったり、骨の位置をなおそうとしてはいけない。変形している場合はそのまま固定して速やかに医療機関へ運ぶ。 ・固定する添え木は医療用の副木（シーネ）がよいが、なければ、ダンボール、週刊誌、板、かさなどを利用する。	・骨折が少しでも疑われる場合は必ず整形外科を受診する。 ・医療機関搬送の際はできるだけ安静に寝かせて運ぶ（ショック予防）。 ・ショックの兆候がある、開放骨折で大量の出血がみられるなどの場合は救急車の要請が必要である。 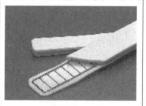 医療用シーネ 出典：オオサキメディカル株式会社

【肘内障】
ひじの関節の靭帯がずれた状態で、幼児の手を急に引っ張ったときなどにひじを激しく痛がり、動かせなくなる。三角巾で固定して医療機関へ。すぐに整復（なおすこと）できるが、繰り返すことがあるので、子どもの手を急に引っ張らないように注意する。

11 ── 歯の外傷（歯の破折・脱臼）

子どもは転倒した際に、顔面を打つことが多い。なかでも上の前歯の外傷が多く歯が欠ける破折、あごの骨から外れてしまう脱臼などがある。

受傷した場合は、できるだけ早期に歯科または口腔外科を受診する。とれた歯は、早期であれば元の位置に植えたり接着したりすることができることがあるので、汚れをさっと水で流し、乾燥させないように歯牙保存液[※18]、または牛乳か生理食塩水に入れて、歯科へ持参する。口のなかや、残った歯になるべく手を触れないようにする。

※18　歯牙保存液
外傷により脱落、破折した歯の専用保存液。牛乳などに比べ、歯が生存する時間が長い。小、中学校の保健室で常備されているところもある。商品名ティースキーパー「ネオ」。

12 ── 目の外傷、耳・鼻の異物

　異物が目に入ると眼球表面や角膜、結膜を傷つけることがある。また、子どもは目に異物が入るとこすったり触ったりして、さらに眼球を傷つけることがあるので、応急手当をした上で、眼科を受診する。

　乾燥している日や風の強い日の園庭遊びは目にほこりやごみが入りやすくなるため、水をまくなどの対策を講じる必要がある。

　耳や鼻に入る異物で多いものは豆類、BB弾などの小さい玩具である。いずれの場合もピンセットなどで無理に取り出そうとすると、逆に奥へ押し込むことがあるので耳鼻咽喉科でとってもらう。鼻腔の異物は泣くことによって、喉頭や気管支に吸引されることがあるので、子どもに声をかけてなだめる。時折、保護者が知らないうちに耳や鼻に異物を入れてしまい、すぐに発見されず、悪臭のある膿状の鼻汁が出て気づくことがある。耳の場合も同様に、においで異物に気づくことがあるため、子どもの様子に注意する。

【目の外傷の種類と応急手当】

	応急手当	受診基準
①打撲	・見え方の異常の有無、まぶたの腫れ、白目の出血を観察。	・視力異常がみられる場合は至急眼科受診が必要。
②ものが刺さる	・刺さったものを無理に抜かず眼球を圧迫しないよう、滅菌ガーゼを当てて眼科に搬送。目を動かさないよう、受傷していない目もガーゼで覆う。子どもに十分声をかけなだめる。	・手術の必要があることが多く、安静にして至急眼科を受診するか救急車を呼ぶ。
③異物	・異物を確認する。 ・眼球結膜（まぶたの裏側）上の、肉眼で確認できるほど大きな異物は水で湿らせたガーゼなどでとってもよい。 ・砂が入った場合、流水で洗い流す。年齢によって楽のみを利用して目を洗うか、コップに水を入れて目を洗う。 ・化学薬品が入った場合は流水で10分以上洗ってから眼科を受診する。	・異物がとれない、いつまでも異物感や痛みが続く場合は受診する。

13 —— 虫刺され

(1) 蚊

特に乳児の皮膚は弱いので、保育室には網戸を設置し、蚊の侵入を防ぎたい。ウェットティッシュタイプの虫よけなども市販されているので、家庭では、生後6か月を過ぎた乳児[19]の外出時などに利用するとよい。

園で、蚊に刺されたときは、刺された場所を清潔にし、腫れの程度やかゆみの有無を観察する。アトピー性皮膚炎など、皮膚の弱い子どもの場合は、皮膚科医の処方した塗り薬を預かることがある。

(2) 蜂（はち）

蜂に刺されると、激しく痛み、赤く腫れることが多い。特にスズメバチに刺されたときはアナフィラキシーショックを起こすことがあるので、注意が必要である。

園では、9月前後の被害が多い月に注意する。スズメバチの巣は樹上だけでなく地面の下にもあり、遠足のときなど子どもが巣を踏んで襲われることがある。下見を十分してスズメバチが旋回しているような場所や巣があるところは通らないようにする。黒い色や香水にひきつけられるなど蜂特有の性質を知って予防したい。スズメバチは針を残さないため、万が一、乳幼児がスズメバチに刺されたら、患部を水で洗って[20]速やかに医療機関を受診する。ショック症状があらわれた場合は救急車を要請する。

ミツバチの針には毒袋がついているので、刺されたらすぐにこれをつぶさないように爪ではじき飛ばすか毛抜きで抜き、刺されたところを洗って冷やす。症状がひどい場合は皮膚科を受診する。いずれの蜂の場合も、アンモニアの塗布は効果がない。

(3) その他（ダニ・蟻（あり）・ドクガなど）

保育所・幼稚園では蚊や蜂の他にもダニ、蟻、ドクガなどに刺されることがある。しかし、刺された虫がわからないことも多い。局所に急にかゆみや発赤、腫れなどの症状があらわれた場合は、よく水で洗い、全身状態をよく観察する。保育所では原則的に軟膏塗布の応急手当はできないので、症状の改善がみられなければ保護者に皮膚科受診をすすめる。

ダニ（人を刺すツメダニ）はカーペットや畳、ふとんに生息しているので、保育室は1日1回以上、掃除機を使って清掃することが望ましい。

※19 2005年、厚生労働省はカナダなどの例にならって虫よけ剤（ディートを含むもの）に関する通達を出した。顔には使用しないことのほか、
① 6か月未満の乳児には使用しない
② 6か月以上2歳未満は、1日1回
③ 2歳以上12歳未満は、1日1〜3回
の3点が骨子である。

※20 蜂の毒は水溶性であるので、刺されたときは水で流すとよい。毒をしぼり出すとよいと書かれている本もあるが、実際はうまく絞れないことが多いので、患部を洗うことを優先したい。

引用・参考文献

1）日本蘇生協議会ウェブサイト「JRC蘇生ガイドライン2015」(オンライン版)
　http://www.japanresuscitationcouncil.org/jrc蘇生ガイドライン2015/
2）救急救命士標準テキスト編集委員会『改訂第9版救急救命士標準テキスト上巻・下巻』へるす出版　2015年
3）日本救急医学会ウェブサイト「医学用語解説集」
　http://www.jaam.jp/html/dictionary/dictionary/index.htm
4）総務省消防庁ウェブサイト「携帯電話からの119番のかけ方について」
　http://www.fdma.go.jp/html/life/151120Kitai1192.htm
5）日本救急医療財団ウェブサイト「心肺蘇生法委員会」
　http://www.qqzaidan.jp/jigyosuisin/sinpai
6）日本救急医療財団心肺蘇生法委員会監「救急蘇生法の指針2015（市民用）」
　厚生労働省ウェブサイト
　http://www.mhlw.go.jp/file/06-Seisakujouhou-10800000-Iseikyoku/0000123021.pdf
7）浅井春夫監『児童福祉施設・保育所　子どもの危機対応マニュアル』建帛社　2007年
8）衛藤隆・田中哲郎他編『最新Q&A　教師のための救急百科』大修館書店　2006年
9）前廣進・高澤晴夫他『―これだけは知っておきたい―　応急手当　三訂版』一橋出版　2007年
10）曽我幸弘・泰川恵吾監『看護・介護の現場で役立つ　すぐ引ける救急事典』成美堂出版　2007年
11）鴨下重彦・柳澤正義監『こどもの病気の地図帳』講談社　2002年
12）大橋優美子・永野志郎他『看護学学習辞典　第3版』学研メディカル秀潤社　2008年
13）巷野悟郎監、日本保育園保健協議会編『最新　保育保健の基礎知識　第8版改訂』日本小児医事出版社　2013年
14）河合利方「外傷による脱落歯の保存法に関する研究：低温保存がヒト歯根膜細胞に及ぼす影響」『愛知学院大学歯学会誌』36巻　1号　1998年　pp.43－58

第6章 ワーク

Ⅰ．救急蘇生法について、次の文の（　）に適切な語句を入れなさい。

（1）一般市民における救急蘇生法は、（　①　）と（　②　）である。（　①　）は具体的には（　③　）、（　④　）を用いた除細動、異物による窒息状態に対する（　⑤　）である。

（2）傷病者の意識がない場合などは、（　⑥　）し、呼吸の確認を行う。普段通りの呼吸がない場合は（　⑦　）し、（　⑧　）を行うが、（　⑧　）が困難な場合は、そのまま（　⑥　）を続ける。

（3）反応のある1歳以上の気道異物除去は、（　⑨　）法を数回行い、効果がなければ（　⑩　）法を行う。

Ⅱ．以下の文章のうち、正しいものには○、間違っているものには×を（　）内に書きなさい。

（　）（1）出血がひどい場合や貧血がある場合は、ショック体位にする。
（　）（2）救命の連鎖とは、救急隊員と医師との連携を意味し、一般市民による救命活動は含まれない。
（　）（3）死戦期呼吸は、正常な呼吸と判断する。
（　）（4）小児の胸骨圧迫と人工呼吸の比は、救助者が1人の場合30：2である。
（　）（5）一般市民のうち一次救命処置においてAEDを使用できるのは、講習を受けた者だけである。
（　）（6）AEDによる電気ショックは、だれも傷病者に触れていないことを確認してから行うが、心電図の解析中はその必要はない。
（　）（7）AEDによる心電図の解析結果が「電気ショックが不要」だった場合は、電極パッドを外し、回復体位にて救急隊員が到着するのを待つ。
（　）（8）反応のある1歳未満の気道異物除去は、背部叩打法のみ行う。
（　）（9）「気道異物により反応がない」または「気道異物除去の途中で反応がなくなった」場合は、心肺蘇生を胸骨圧迫から行う。

（解答は225ページ）

第 7 章　感染症の予防と対策

◆キーポイント◆

　感染とは、病原性をもつ微生物が人の体内に入り込んで増殖し続けることであり、その感染によって引き起こされる病気を感染症という。ヒトからヒトへ伝染するものを伝染性感染症という。子どもは抵抗力が弱く、感染症にかかりやすい。集団保育の場では、感染症を予防し、他児への拡散防止することが重要な課題となる。
　この章では、乳幼児期にかかりやすい感染症について、具体的な予防対策や汚物処理方法を身につけることを目的とする。

第1節 ● 感染症とその対策

　感染症が成立するには3つの要因が必要である。それは、❶感染源（感染のもととなるもの、感染者、患者・保菌者の排せつ物や汚染されたもの。病原体）、❷感染経路（感染する方法）、❸感受者性（感染を受けた宿主（ヒトなど）の状態が、その病原体が増えるのに好都合であるかどうか）の3つである。
　感染予防では、これらの3要因へ対策が基本であり、特に、集団保育の場では、適切な感染症対策が必要となる。

1 ── 感染症の予防

(1) 感染源対策

　感染源には、ウイルスや細菌などに感染した人や動物などの排泄物や嘔吐物のほか、痰、血液、傷口からの浸出液などがある。また、細菌やウイルスによって汚染された食品や器具も感染源となる。
　感染拡大を防ぐために、感染症にかかった人を早期発見し、他児へ伝染しないために必要に応じて集団から隔離を行うなどの対策が必要である。また、保育環境の衛生を保持することが重要であり、細菌やウイルスに合わせた適

切な消毒・清掃を行う。

(2) 感染経路対策

主な感染経路には、飛沫感染、空気感染、接触感染、経口感染などがある。感染症の種類によっては複数の感染経路をとるものがある。

飛沫感染

咳やくしゃみなどで飛散した水分に包まれたままの病原体を、近くにいる人が、そのまま吸い込むことで感染する。飛沫は1m前後で落下するので、1〜2m以上離れていれば感染の可能性は低くなる。

感染者がマスクをつけていれば、飛沫の飛散防止効果がある。

空気感染

咳やくしゃみなどで空気中に飛散した水分に包まれた病原体が、空気中で周囲の水分が蒸発し、中の小さな病原体だけが感染性を保ったまま(飛沫核)、室内に浮遊する。同じ空間にいる人がそれを吸い込むことで感染する。室内などの密閉された空間内で起こる感染経路であり、空調が共通の部屋などを含め、感染範囲は空間内の全域となる。

室内の定期的な換気が重要となる。飛沫感染同様、感染者はマスクを着用し、飛沫の飛散防止に努める。

接触感染

感染者や病原体が付着しているものに直接触れることで感染する直接接触感染（握手、抱っこ、キス等）と、汚染されたものを介しておこる間接接触感染（ドアノブ、手すり、遊具等）がある。健康な皮膚は、病原体を侵入させないバリア機能があり、皮膚に病原体が付着しただけでは感染は成立しない。病原体の付着した手で、口、鼻、眼など粘膜を触ることによって、病原体が体内に侵入して感染が成立する。

病原体が体内に侵入しないように、手に付いた病原体を除去すること（手洗い）が重要である。また、病原体に直接触れないように、汚物処理を行うときには使い捨てマスクや手袋を使用する。

経口感染

汚染された食物や手を介して口に入った物などから感染する。食中毒のほか、保育所などでは、汚染されたおもちゃなどを子どもが口に入れることで感染する。

食品の衛生管理の徹底のほか、子どもが手に触れる場所、口に入れる可能性のあるものを消毒する必要がある。

(3) 感受者性対策

感受者性対策として、規則正しい食事や睡眠、適度な運動などで体の抵抗力を高めることが大切である。保育者は毎日の生活を通して、子どもの発達に応じて手洗い・うがいなどの清潔習慣や生活習慣が身に付くように援助していく。また、ワクチンで予防できる病気は、予防接種で予防することも有効な対策となる。

2 ── 感染症の種類

「学校保健安全法」では、学校において予防すべき感染症を規定し、症状の重さなどにより、第一種、第二種、第三種に分類している。児童・生徒がこれらの感染症にかかった場合、出席停止、臨時休業の対応をし、感染症の

表7－1　学校において予防すべき感染症の種類と出席停止期間の基準（学校保健安全法施行規則第18・19条）

	感染症の種類		出席停止期間の基準	
第一種	エボラ出血熱、クリミア・コンゴ出血熱、痘そう、南米出血熱、ペスト、マールブルグ病、ラッサ熱、急性灰白髄炎、ジフテリア、重症急性呼吸器症候群（病原体がベータコロナウイルス属SARSコロナウイルスであるものに限る）、中東呼吸症候群（病原体がベータコロナウイルス属MERSコロナウイルスであるものに限る）、特定鳥インフルエンザ、新型インフルエンザ等感染症、指定感染症および新感染症		治癒するまで	
第二種	インフルエンザ（特定鳥インフルエンザを除く）	小中高、大学	発症後5日経過し、かつ解熱後2日間	ただし、病状により学校医その他の医師において感染のおそれがないと認めたときにはこの限りではない
		幼稚園	発症後5日経過し、かつ解熱後3日間	
	百日咳		特有の咳が消える、または5日間の抗菌性物質製剤による治療終了まで	
	麻しん		解熱した後3日を経過するまで	
	流行性耳下腺炎		腫れが出た後5日経過し、かつ全身状態が良好になるまで	
	風しん		発しんが消失するまで	
	水痘		すべての発しんが痂皮化するまで	
	咽頭結膜熱		主要症状が消退した後2日を経過するまで	
	結核および髄膜炎菌性髄膜炎		病状により学校医その他の医師において感染の恐れがないと認めるまで	
第三種	コレラ、細菌性赤痢、腸管出血性大腸菌感染症、腸チフス、パラチフス、流行性角結膜炎、急性出血性結膜炎、その他の感染症		病状により学校医その他の医師において感染の恐れがないと認めるまで	

出典：学校保健安全法施行規則から作成

拡大防止に努めなくてはならない（表7－1）。保育所は学校ではないが、「学校保健安全法」に準じて感染症対策が実施されている。

出席停止の日数の数え方は、その現象がみられた日は算定せず、その翌日を第1日とする。例えば「解熱後3日を経過するまで」の場合、解熱を確認した日が月曜の場合、その日は日数に数えず、火（1日）、水（2日）、木（3日）、の3日間を休み、金曜日から登園可能となる。

また、インフルエンザにおいて「発症した後5日」の場合、「発症」とは「発熱」の症状が現れたことを指す。日数を数える場合、発症した日（発熱が始まった日）を含まず、翌日を第1日と数える。

3 ── 集団保育で問題となる感染症とその対応

ここでは学校保健安全法施行規則第18条に規定された学校で予防すべき感染症第二種のいくつかと、第三種の感染症のうち、乳幼児がかかりやすく、出席停止の判断が困難な感染症について概要と対応を中心に述べる。

(1) インフルエンザ

インフルエンザウイルスによる突然の高熱と頭痛、関節痛などに加え、鼻汁、咽頭痛、咳などの上気道炎の症状を伴う全身疾患である。冬に多い。医療機関には迅速診断キット[※1]がある。飛沫感染で、感染力が強く流行しやすい。潜伏期間は1～3日。1週間ほどで治るが、乳幼児の場合は肺炎、気管支炎、中耳炎、熱性けいれん、まれにインフルエンザ脳症などの合併症を伴うことがある。

発症後48時間以内に抗ウイルス薬を服用することがある。服用時は子どもの様子を注意深く観察する。高熱への対応も成人用の薬や市販薬を使わず、小児科医の処方した解熱剤を指示通りに使用する。

※1 迅速診断キット
鼻粘膜や咽頭粘膜を綿棒でこすり、綿棒についたウイルスの有無や型を調べる。約10～15分で結果が出るが、検査時期により陰性となることもあり、絶対的なものではない。

【インフルエンザの対応】

○家庭での対応
小児の場合、予防接種は定期接種ではなく任意接種だが、通園中の子どもは流行がはじまる前、遅くとも12月前半までに接種したい。

●保育者の対応
・流行時の突然の発熱はインフルエンザを疑い、他児と離して保護者の迎えを待つ。専用の個室が望ましい。保護者に受診を促す。

・保護者には流行前に保健だよりなどで情報提供すると同時に、子どもには健康教育を行い、手洗い、マスクの着用などが進んでできるよう指導する。
・保育者、職員、保育科学生も毎年予防接種をすることが望ましい。
・日ごろから手洗いを徹底する。特に子どもの鼻をかんだ後は手洗いするか、アルコール含有手指消毒剤などを用いて清潔にする。
・保育室内の換気を定期的（1時間に2回ほど）に行い、湿度を適正に保つ。加湿器を使用してもよいが、毎日水を替え、清潔に心がける。

(2) 麻疹（はしか）

※2 飛沫核感染
咳、くしゃみから放出された病原体を包む粘液の水分が急激に失われ、ほとんど裸の状態になり、空気中に浮遊し、気道感染、つまり空気感染を起こすこと。

麻疹ウイルスによる全身性の重い疾患。飛沫感染、空気感染（飛沫核感染※2）、接触感染し、感染力が非常に強い。10～12日前後の潜伏期の後、発熱、上気道炎症状、結膜炎症状が2、3日続く。この頃、口腔内の頰部粘膜にコプリック斑があらわれ麻疹であることがほぼ判明する。熱が下がりかけて再び上昇するときに発疹が出はじめ全身にひろがる。発症から回復まで7日から10日を要する。肺炎、中耳炎、脳炎を合併することがあり、乳児は死亡することもある。罹患した場合、終生免疫といって一生免疫をもつ。

患者と接触後72時間以内であれば発病阻止、軽症化のため麻疹ワクチンを接種することがある。また、同じ目的でガンマグロブリンを使用することがあるが、小児科医とよく相談する。

【麻疹の対応】

○家庭での対応
MRワクチン（麻疹・風疹混合ワクチン。定期接種のため無料）を幼児期に2回（1歳児、年長児）、時機を逸することなく接種する。

●保育者の対応
・母体が麻疹の抗体を十分もっていれば、乳児は胎盤を通して抗体を保有しており、生後半年くらいまでは罹患することがないといわれる。しかし、乳児保育の場合、生後半年ごろからMRワクチンが受けられる生後1歳までの間、感染の危険に曝されることになる。任意（私費）で麻疹ワクチンを受けることもできるので小児科医に相談するよう勧める。
・麻疹は1人でも発生するとワクチン未接種の子どもに90％以上の確率で感染するといわれるので、迅速に対応する。
・麻疹は発病当初には発疹がみられない。1人患者が出た場合は、未感染、ワクチン未接種の子どもについて、発熱や上気道炎症状に注意する。疑わ

しい症状がみられた場合は他児と完全に離して、すぐに保護者の迎えを依頼し受診を勧める。
・保育者も就業前に抗体検査をするか、追加接種を受けるべきである。保育科学生も同様である。

(3) 流行性耳下腺炎（ムンプス・おたふくかぜ）

　感染力の強いムンプスウイルスの飛沫感染・接触感染による全身性の病気。潜伏期は14～24日（通常）。唾液腺、特に耳下腺の腫脹（腫れ）を主症状とする。唾液腺の腫脹は片側あるいは両側で、痛みを伴う。発熱や頭痛、倦怠感を訴えることもあるが、軽度のことが多い。10日ほどで腫れがひいて回復する。子どもに最も多い合併症は髄膜炎であるが、ほとんどの場合、軽症である。ムンプスは感染しても症状があらわれない不顕性感染もある。合併症の1つである偏側性難聴は不顕性感染の場合も起こることがあり、治りにくい。そのほか、主要な合併症として膵炎、思春期以降は睾丸炎、卵巣炎を起こすこともある。終生免疫だが、耳下腺の腫脹を起こすウイルスが他にもあるため、反復したと思う人も多い。

【流行性耳下腺炎（ムンプス・おたふくかぜ）の対応】

○家庭での対応
　ムンプス患者と接触後のワクチン接種やガンマグロブリンは発症阻止効果がないこと、ムンプスは髄膜炎の合併が多いこと、片側性難聴は難治といわれているので、入園前の任意接種が望まれる。
●保育者の対応
　ワクチンは任意接種のため、全年齢にわたって未接種の子どもがいる。感染者が出た場合は保護者に周知し、特にワクチン未接種者の全身状態の観察、唾液腺の腫れの有無を観察する。観察にあたっては通常の保育を通してさりげなく行う。未罹患の保育者、学生は就業や実習前にワクチン接種が望まれる。

(4) 風疹（三日はしか）

　風疹ウイルスの飛沫感染による疾患。潜伏期は14～21日（通常16～18日）。発熱、発疹、リンパ節の腫れが主症状。熱とほぼ同時に全身に発疹がみられること、耳たぶの後ろや後頭部、頸部のリンパ節が腫れることが特徴。成人も罹患することがある。

子どもがかかっても一般的に軽症であるが、妊娠前半期に妊婦が感染すると胎児にも感染し、先天性心疾患、難聴、白内障、網膜症などさまざまな異常をきたすことがあり、これを先天性風疹症候群という。予防接種の徹底によりわが国から風疹を排除し、このような疾患から子どもを守ることが小児保健上の大きな課題となっている。

【風疹（三日はしか）の対応】

○家庭での対応
　MRワクチンを幼児期に2回、時機を逸することなく接種する。
　わが国の2015（平成27）年度の調査によると、30代後半～50代の男性における風疹抗体保有率は低く、女性が97％に対して、男性は78％であった[2]。妊婦や子どもへの感染を予防するため、抗体検査やワクチン接種が望まれる。

●保育者の対応
　風疹は発症する前から感染力がある。また、リンパ節の腫れは発疹・発熱に先立ちあらわれるので、感染者が出た場合、特にワクチン未接種の子どもは注意する。

(5) 水痘（水ぼうそう）
　水痘帯状疱疹ウイルス（ヘルペスウイルス）の飛沫感染・空気感染・接触感染による疾患で、感染力が極めて強い。潜伏期は11～21日。体幹（胸腹部・背部）にあらわれた虫さされのような赤い発疹に気づくことが多い。発疹は、その後水疱、黒い痂皮（かさぶた）へと段階的に変化し、通常は体の上部から下部へ、体幹から四肢へと全身に広がる。時間を追って発疹が増え、種々の段階の発疹が全身に混在するのが特徴である。発疹はかゆみを伴う。発熱は軽度で、免疫不全などの基礎的疾患がない子どもの予後（回復の見込み）はよく、およそ1週間で回復する。

【水痘（水ぼうそう）の対応】

○家庭での対応
　定期の水痘ワクチンがある。感染者との接触後72時間以内のワクチン接種で発病の阻止や軽症化ができるが、発疹があらわれる前から感染力があるといわれ、接触後の経過時間が不明であることが多い。小児科医と相談する。
　全身状態が比較的良好に保たれるため、子どもは早く登園したがるが、すべての発疹が痂皮化しないと感染の可能性があるため、登園の際は小児科医

●保育者の対応
観察ポイントは主に未感染、ワクチン未接種者の発熱や皮膚の発疹である。

このウイルスは回復後、神経節(しんけいせつ)と呼ばれるところに潜伏し、再発することがある。このとき発疹は神経の走行(そうこう)に沿って出現し帯(おび)状(じょう)となることから、病名は帯(たい)状(じょう)疱(ほう)疹(しん)と呼ばれる。水痘と同じウイルスで起こり、感染力もある。家族の発病で未感染の子どもが「水痘」を発症することがある。

(6) 咽頭結膜熱(いんとうけつまくねつ)

アデノウイルスの感染で潜伏期間は5～7日。飛沫感染や手指・タオルなどからの接触感染がある。病名の通り、結膜炎症状、咽頭痛、高熱が主症状である。プールに伴う活動で感染することが推測され、夏に多いことからわが国では「プール熱」の俗称がある。回復には1週間ほどかかり、乳幼児は注意深く経過を観察する必要がある。

【咽頭結膜熱の対応】

●保育者の対応
プール前の健康観察は適正に行う。ビニールプールを含め、プールの水は適切に消毒する。プール前後は温水シャワーで全身をよく洗い、プール後は嫌がらなければ弱い水流で洗眼し、うがいをさせる。タオルは必ず個人用とし、共有は避ける。

回復後、咽頭からは2週間、便からは4週間ウイルスが排出されるので、咳が続いているときにはマスクを着用し、おむつの取り扱いに注意する。

園などで流行しているときは、流水と石けんによる手洗い・うがいを行うこと。

(7) 手足口病

名前の通り、手足の末端(まったん)、臀部(でんぶ)や口腔粘膜などに発疹(水疱)がみられる病気で、原因となる病原体は数種のエンテロウイルスである。潜伏期は3～5日。感染者の便中のウイルスが、ヒトの手を介して経口感染する糞口(ふんこう)感染、飛沫感染、水疱内容の接触感染がある。夏期に多い。発疹のかゆみや痛みはなく、発熱も軽度で通常持続しない。時折、口腔内の発疹の痛みのために食欲不振となることがある。経過中に頭痛や嘔吐がみられた場合はすぐに受診

する。種類の違うエンテロウイルスに感染し、反復することがある。主症状が消失しても3～4週間は便にウイルスが排泄されるため、症状があるときのみ出席停止しても感染蔓延には意味がない。したがって一般状態良好で食事摂取できれば登園してよい。

【手足口病の対応】

●保育者の対応
　流行がみられるときは保護者に通知する。
　普段から用便後はすべての子どもに石けんと流水で手を十分洗わせる。
　おむつ交換は使い捨て手袋を使用し、事後、十分な手洗いをする。トイレ設備・おむつ交換台の清潔に心がける。おまるは消毒が十分できない場合があるので、できるだけ子ども用の水洗トイレを使用する。

(8) ヘルパンギーナ

　主にコクサッキーウイルスA群で発症する場合が多いが、B群、エコーウイルスでも発病する。このように、原因ウイルスが複数あるので、何度もかかってしまう。大人も発症することがある。

　前述の咽頭結膜熱、手足口病、そしてヘルパンギーナは、子どもを中心として6月から8月に流行のピークとなるため、「子どもの三大夏風邪」とも言われている。

　感染経路は接触感染、および飛沫感染である。潜伏期は2～4日で、初期症状として突然の高熱（39～40℃）と、咽頭痛がある。咽頭粘膜の発赤、口腔内に小水疱が出現する。小水疱が破れ潰瘍になると、つばを飲み込むだけでも痛いため、食事や水分を受け付けず、脱水症状を起こす危険性がある。

【ヘルパンギーナの対応】

○家庭での対応
　のどの痛みがあるため、刺激のあるものは避け、のどごしの良い冷たい飲み物を与えたり、噛まずに飲み込めるプリン、冷めたおかゆ、ヨーグルトなどを与える。
●保育者の対応
　回復後も、口から1～2週間、便から2～4週間、ウイルスが排出されるため、おむつの取り扱いには注意する。

(9) 伝染性紅斑（りんご病）

　ヒトパルボウイルスB19の飛沫感染による病気で、両頬がりんごのように赤くなるため「りんご病」と呼ばれる。手足にも網目状の紅斑があらわれることがある。潜伏期は10〜20日といわれる。症状は紅斑のみのことが多く、1週間ほどで回復するが、入浴、日光照射などにより再びあらわれることがある。幼児や学童に多い。成人では一過性に強い関節炎症状を訴えることがある。また、妊婦がかかると流早産や胎児に異常を起こすことがある。

【伝染性紅斑（りんご病）の対応】

●保育者の対応
　紅斑が出る前に発病してウイルスを排泄しているため、予防手段はとりにくく、子どもの一般状態が良好であれば通常は出席停止としない。
　園児の母親や職員には妊婦もいるので感染者が出た場合は園内に周知する。

(10) 感染性胃腸炎

　感染症法施行後に細菌やウイルスによる感染性の胃腸炎は統計調査上一括され、「感染性胃腸炎」と呼ばれている。このなかには、学校保健安全法施行規則における学校で予防すべき感染症第三種である腸管出血性大腸菌感染症や、同じく第三種、その他の感染症に該当するノロウイルス感染症、ロタウイルス感染症も含まれている。

①**腸管出血性大腸菌感染症**：学校で予防すべき感染症、第三種に分類されている。感染経路は糞口感染、汚染された食品による経口感染。激しい腹痛、水様性下痢の他に発熱、血便をみることがある。ベロ毒素を産生する病原性の強いタイプのO157の届出が最も多いが、この他にO26、O111などがある。合併症の溶血性尿毒症症候群（HUS）を発症すると死亡することがある。感染の恐れがなくなるまで出席停止となる。毎年夏場に多いので生ものを控え、特に食肉は生食を避けよく加熱する。

【腸管出血性大腸菌感染症の対応】

●保育者の対応
　ノロウイルス感染症の対応を参照。症状のない保菌者からの糞口感染があるので、普段から用便後の手洗いを励行する。

②ノロウイルス感染症：秋から冬にかけて流行するウイルス性の嘔吐・下痢を主症状とする急性胃腸炎で、感染力が強く高齢者施設や学校などで集団発生が毎年報道される。潜伏期は1～2日。感染者の便や吐物のウイルスが、ヒトの手を介して経口感染（糞口感染）する場合と、感染者により汚染された食品摂取による経口感染がある。汚染されている牡蠣などの2枚貝を生食したり不十分な加熱で食べたりした後に食中毒として発症する場合もあり、毎年患者数が多い。数日で回復する。

　吐物処理の過程でウイルスを埃とともに口腔内に吸引して感染したと考えられる事例があり、吐物処理、便の処理は注意が必要である。

③ロタウイルス感染症：冬に多く、潜伏期は約2日。糞口感染や汚染された水や食品による経口感染がある。便の色が白色になり、下痢便中にウイルスが大量に含まれ、保育所、幼稚園、小学校などで集団発生がみられる。一度ロタウイルスに感染しただけでは免疫は不完全であり、乳幼児以降も再感染を繰り返す。ただし、感染を繰り返すと重症化に対する防御効果がみられる。ノロウイルス感染症に比べると症状が重く、脱水症に対する注意が必要である。3～8日で治癒する。ロタウイルスによる感染は、生後6か月～2歳の乳幼児に多くみられ、5歳までに大半の子どもがかかるといわれている。なお、ロタウイルスに感染している子どもと接触した成人のうち、30～50％が感染するといわれている。

【ノロウイルス感染症・ロタウイルス感染症の対応】

○家庭での対応
　ロタウイルスに関しては、任意の予防接種がある。
　手洗いを励行し、流行期、食品はよく加熱して食べさせる。嘔吐、下痢のときは早めに受診し、無理に登園させない。症状が改善して、全身状態がよくなれば登園は可能である。

●保育者の対応
　普段から子どもも職員も手洗いを励行する。子どもの手拭タオルはトイレ用と普段の手洗い用を分け、集団発生時は、ペーパータオルを導入する。普段からおむつ交換は使い捨て手袋着用が望ましい。
　保育所内で嘔吐・下痢がはじまった場合は他の子どもから離して脱水兆候に注意しながら迎えを待つ。布おむつ着用の子どもが下痢をした場合、感染拡大を防止するため紙おむつに切り替える。下痢便の付着した布オムツ、衣類は同じ理由で園内では原則的に洗浄しない。
　吐物、下痢便などで室内の汚染があった場合、子どもを別室に移動させ、

迅速に処理をする。オムツ交換台、トイレ内の設備、ドアノブ、水栓なども同様にノロウイルスに有効な次亜塩素酸ナトリウム溶液で消毒する（表7－2：p.191参照）。

(11) RSウイルス感染症

11月頃から冬季に流行する。潜伏期は2〜8日で、飛沫感染・接触感染する。発熱、鼻汁、咳等の感冒様症状から、のどのあたりがヒューヒュー、ゼーゼーする（喘鳴）や呼吸困難を伴う細気管支炎、肺炎を起こす例もある。50〜70％の乳児が、生後1年以内に感染するといわれ、6か月未満児、あるいは早産児、先天性心疾患、慢性肺疾患をもつこどもは重症化しやすいといわれている。3歳頃までにほとんどの子どもが罹患する。終生免疫を獲得することはなく、再罹患することがある。迅速診断キットはあるが、保険適用は入院中の患者および、乳児（1歳未満）などに限られる。

【RSウイルス感染症】

○**家庭での対応**
　未熟児で誕生した乳児や、気管支喘息などの疾患がある場合、風邪のような症状があるときは、顔色、喘鳴、呼吸状態によく注意し、すぐに受診する。無理に登園しない。

●**保育者の対応**
　子どもも保育者も咳が出るときは、可能な限りマスクを着用し、手洗いに努める。延長保育も乳児は年長児とは別に保育することが望まれる。

(12) 溶血性連鎖球菌（溶連菌）感染症

A群溶血性レンサ球菌の飛沫感染が主。潜伏期間は2〜5日。発熱とのどの強い炎症が主症状で、舌がイチゴ状に赤く腫れることもある（苺舌）。全身に発疹がでることもあるが（猩紅熱）、発疹は口の周りだけないことが多い（口囲蒼白）。医療機関には迅速診断キットがある。合併症として、感染後数週間して腎炎、リウマチ熱を合併することがあり、注意を要する。合併症予防のため10日間の抗生剤投与が治療の基本となる。抗生剤の投与後、24時間で感染力はなくなるといわれ、一般状態が良好となれば登園してよい。

【溶血性連鎖球菌（溶連菌）感染症】

○家庭での対応
　感染した場合は10日間の内服を守る。
●保育者の対応
　感染者が発生した場合、保護者に周知させるが、同時に病気に関する情報も提供し、猩紅熱の場合でも適切な治療で登園可能なことを理解してもらう。

⒀　伝染性膿痂疹（とびひ）
　主に黄色ブドウ球菌が皮膚に感染して、化膿性の水疱ができ、破れてただれたようになり（びらん）、その後かさぶた状になる。潜伏期間は2～10日。傷、虫さされ、あせもなどをかきむしり、そこから感染することが多い。特に、アトピー性皮膚炎の子どもは皮膚が弱く感染しやすい。水疱のなかには菌がたくさん含まれ、他児へ感染させたり、体の他の部分へ次々と飛び火のようにうつっていくことがあるのでこの名前がついている。夏に多い。抗生剤の内服や軟膏で治療する。

【伝染性膿痂疹（とびひ）の対応】

○家庭での対応
　鼻の入り口にはとびひの原因菌がたくさんいるので、普段から鼻をいじらせないように注意する。爪を切ってやり、シャワーで清潔にする。
　他の園児にうつさないよう、患部に軟膏を塗り、ガーゼや包帯で完全に覆って登園させる。
●保育者の対応
　病変が広範囲の場合、全身症状がある場合、園長は出席停止の措置も考慮する。包帯の状態や子どもの一般状態を観察する。砂遊びやプールは禁止する。

⒁　伝染性軟属腫（水いぼ）
　伝染性軟属腫ウイルスの感染による、体幹や四肢にできる1mmから3mm程度の光沢のあるいぼのこと。ウイルスはいぼのなかに含まれ、子どもがかきこわすことによって他の部位に広がったり、皮膚接触により他児へ感染したりする。幼児に多く、アトピー性皮膚炎の子どもや、乾燥した肌から感染しやすい。半年から1年で自然治癒することが多いが、集団保育の場では皮

膚科を受診することが望ましい。プールでの感染が懸念されていたが、消毒された水のなかではウイルスの感染力はない。水着、ビート板、タオルの共有はしない。出席停止とはならない。

【伝染性軟属腫（水いぼ）の対応】

○家庭での対応
　爪を短く切り、入浴は他のきょうだいと別々に入り、タオルの共有はしない。皮膚を清潔に保つ。アトピー性皮膚炎の子どもは普段から保湿をする。

●保育者の対応
　皮膚の観察を行い、症状によっては皮膚科受診をすすめる。プールのときには、園前後にシャワーでよく肌を洗い流すこと。体を拭くときには、皮膚をこすらずに上から軽く押さえるようにして拭く。

(15) 頭ジラミ

　シラミは1mmから2mmほどの昆虫（図7-1）で、頭髪に寄生するシラミを頭ジラミという。後頭部の寄生が多く、成虫に血を吸われると頭皮に強いかゆみを生じる。卵は、1mm以下で、髪の毛の根元にカラ（図7-1）を形成し産み付けられるので、フケと違って容易に取れない。成虫は黒っぽく確認が難しいが、卵の存在で感染が発見できる。卵は10日ほどで孵化して成虫となる。子ども同士の頭の接触や帽子の共有などで感染する。

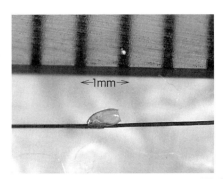 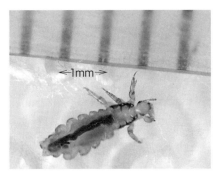

図7-1　頭ジラミの卵と成虫

【頭ジラミの対応】

○家庭での対応
　子どもが頭をかゆがるときは子どもの頭をよく調べる。頭ジラミの卵は、

孵化後の中身のないカラでも、髪の毛にしっかり付いているため見つけやすい。発見したときは、次の対応をする。

・市販の駆除シャンプー〔商品名：スミスリンL®、目の細かい櫛付き〕で手順どおり駆除する。駆除は家族一斉に行う。
・枕カバー、シーツ、パジャマ、肌着は毎日洗濯する。60℃以上の熱湯に10分浸けるか、高温の乾燥機にかけたり、アイロンをかける。布団も乾燥させ掃除機で吸う。
・部屋の掃除はこまめに掃除機で行う。

●保育者の対応

　感染者が報告されたら園内に通知し、観察ポイント、駆除方法につき情報提供する。一斉に頭髪の観察をするよう保護者に依頼する。タオル、櫛、帽子（赤白帽や給食帽など）、寝具などは普段から共有しない。室内は掃除機で掃除する。

　決して不潔にしているから感染するのではないこと、そして、頭ジラミにより他の病気になることはないので、差別や偏見が起こらないよう対応する。プールやお風呂などの水の中では、頭ジラミは髪の毛から落ちないように強くしがみついているため、水を介してうつることはない。それよりもその前後、脱衣かごやロッカー、タオル、くしなど体に触れるものを他者と共有することで感染する。

　頭ジラミは、市販の駆除シャンプーを使えば、容易に対処できる。

第2節 ● 予防接種

1 —— 定期接種とその意義

①**実施者**：予防接種法による定期予防接種は、市町村長が行うこととされており、対象者は「受けるように努めなければならない」(努力義務) とされている。

②**実施場所**：かかりつけの医療機関で対象者は今までの健康状態、当日の体調などをもとに、個別に接種するようになった（BCGは集団接種）。

③**対象疾患**：定期の予防接種の対象疾患は、図7-2のとおり、インフルエンザ菌B型（Hib）感染症、肺炎球菌感染症、B型肝炎、百日咳、ジフテリア、破傷風、急性灰白髄炎（ポリオ）、麻疹、風疹、日本脳炎、結核、水

第7章 感染症の予防と対策

2016年10月1日現在

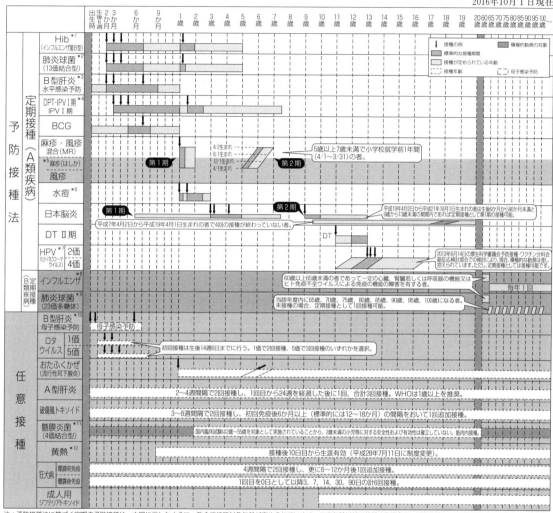

図7-2　日本の定期/任期予防接種スケジュール（平成28年10月1日以降）

出典　国立感染症研究所　感染症疫学センター

痘（水ぼうそう）、HPV感染症（子宮頸がん）である。

④**ワクチンの種類と特徴**：百日咳、ジフテリア、破傷風、ポリオ[※3]についてはまず第1期に4種混合ワクチン（DPT-IPV）として4回接種する。さらにジフテリアおよび破傷風については、第2期に2種混合ワクチン（DT）として接種する。

麻疹、風疹は混合ワクチン（MRワクチン）として2回接種を行うが、希望するものには単抗原ワクチンを選択し接種することも可能である。

B型肝炎ワクチンは2016（平成28）年より定期接種に導入された（同年4月1日以降に生まれた者が対象）。なお、母子感染予防はHBグロブリンと併用して、健康保険で接種することとなる。

HPV感染症（子宮頸がん）については、HPVワクチン接種後に、ワクチンとの因果関係を否定できない持続的な疼痛が特異的に見られる症例が発生した。その後、同副反応の発生頻度等が示され、2013（平成25）年6月より、国民に適切な情報提供ができるまでの間、定期接種を積極的に勧奨すべきではないという、「積極的な接種勧奨の差し控え」とされている。ただし、HPVワクチンが定期接種の対象であることは変わりなく、接種を希望する人は定期接種として接種を受けることが可能である。

⑤**意義**：これらのワクチンは、感染力が非常に強く乳幼児が感染すると重症になったり後遺症を残したりする可能性が高い病気の予防のためのものである。たとえば、風疹は、妊婦への感染を防ぎ次世代の子どもの健康を守るためのものである。百日咳はワクチンによって流行が抑えられている。さらに、MRワクチンのように、成人期にも免疫効果が続くよう接種方法が改善されているものもあり、乳幼児のみでなく国民全体の免疫水準を上げるため重要なものとなっている。

⑥**接種スケジュールに関する相談**：特に乳児保育に携わる保育士や保育所保健師・看護師は、子どもがスケジュールに沿って予防接種が受けられるよう、保護者の相談に応じたり協力したりすることが必要である。

予防接種は常に見直しされ、特に前掲の図7-2については改訂頻度が高い。そのため、相談に応じるときは最新の情報を確認しなければならない。また、アレルギーなどの疾患があるため予防接種を受けることができない子どもや、受ける際に注意が必要な子どもがいるので、小児科医に相談するようアドバイスすることも必要である。

なお、保育者、保護者は予防接種リサーチセンターが毎年発行している「予防接種ガイドライン」「予防接種と子どもの健康」を利用することができる。

※3　ポリオは、2011（平成23）年までは生ワクチンとして集団における経口接種を実施していたが、不活化ポリオワクチン（IPV）の承認に伴い、2012（平成24）年11月より、3種混合ワクチン（DPT）と混合した4種混合ワクチン（DPT-IPV）による定期接種となった。

⑦**予防接種記録**：乳幼児期から学童期に至るまで、成長記録と同様、予防接種記録を残しておくことが大切である。多くの市町村では母子健康手帳に予防接種記録を内包しており（一部、予防接種記録表を分離して発行）、予防接種時や相談時に持参し、記録する[※4]。

※4 本書巻末の資料編を参照。

【特に多い相談】

> **Q** MRワクチン第1期は1年間のうちいつでもいいの？
> **A** MRワクチンを1歳のお誕生日のプレゼントにしましょうというポスターがあるように、特に麻疹は幼児にとって重い病気なので、1歳を過ぎたらすぐに接種したいワクチンである。

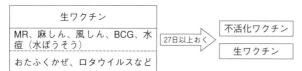

（生ワクチンを接種した日の翌日から起算して、別の接種を行う日までの間隔は、27日以上おく。）

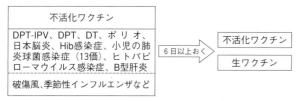

（不活化ワクチンを接種した日の翌日から起算して、別の接種を行う日までの間隔は、6日以上おく。）

図7-3　予防接種の接種間隔

出典　公益財団法人予防接種リサーチセンター『予防接種ガイドライン2017年度版』p.5から転載（一部改変）

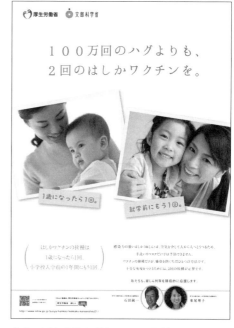

出典　厚生労働省「麻しん予防接種ポスター」
http：//www.mhlw.go.jp/bunya/kenkou/kekkaku-kansenshou21/dl/yobou_0227.pdf

2 ── 任意接種

任意接種とは、個人が必要に応じて受ける予防接種で、原則全額自己負担である。定期予防接種であるワクチンも、対象年齢を過ぎた場合は任意接種として受けることになる。集団保育においてはムンプス（おたふくかぜ）や

インフルエンザなど、子どもだけでなく保育者も受けた方がよいワクチンがある。また定期接種である麻疹、風疹、水痘（みずぼうそう）は経過とともに抗体価が下がることがあるため、保育者は定期的に抗体価を確認し、必要に応じて任意で追加接種を行うことも必要である。

　ロタウイルスワクチンは子どもに多いウイルス性胃腸炎の1つであるロタウイルス胃腸炎を予防できる。ロタウイルスは感染力が非常に強く、また重症化しやすい。任意接種であるため費用の問題があるが、市町村により補助があること、同時接種が可能であることから接種を促すとよい[※5]。ただし、接種期間が非常に短いため注意が必要である。

※5　厚生労働省による「子宮頸がん等ワクチン接種緊急促進事業」(平成22年通知、平成23年一部改正)の対象である。市町村により、ワクチン接種について広く周知することを明記している。

3 ── 園児が予防接種を受けるときの注意

　予防接種に行く前は、体調をよく観察し、迎えに来た保護者に引き継ぐ。接種後30分は医療機関（施設）での観察をお願いする。

　予防接種後、保育を継続する場合は、激しい運動を避け、接種したワクチンの副反応に合わせた観察を行う。接種した医療機関名を聞き、連絡がとれるようにしておく。高熱やひきつけなどが見られた場合、早急に保護者に連絡し医師の診察を受ける。

　予防接種法に基づく定期予防接種の重大な副反応（健康被害）に対しては、予防接種健康被害救済制度がある。

第3節 ● 保育の場で行う感染の予防

　感染症の予防には、病原微生物（細菌やウイルスなど）を含む感染源（吐物、便など）を消毒したり、人から人への感染を防ぐために手を洗って感染経路を遮断したり、あるいは子どもたちへの適切な食事や予防接種によって体力や免疫力をつけたりする方法がある。どの方法が欠けても感染の予防は十分ではないので、保育者は、これらすべての側面から予防策を考えていかなければならない。特に、保育者は子どもたちが長時間過ごす環境を衛生的に整えることによって感染症の予防を行うことができる。以下にいくつかの具体的な方法を述べる（なお、厚生労働省より「2012年改訂版　保育所における感染症対策ガイドライン」が示されているため、そちらも参照のこと）。

(1) 手の清潔

　学校伝染病をはじめとした感染症を防ぐために保育者は常に手を清潔にする。確実な手洗いにより感染症の発生数を減らすことができる。

　子どもは、保育者の普段の手洗いを見本に自然と正しい手洗いの方法を覚える。しかし、同時に紙芝居、パネルシアターなどの保育教材を使って手洗いの意義と方法を年齢に応じて計画的に教育することが必要である。ときにはインターネット上の手洗いムービーなどを利用するのもよいだろう。

(2) タオル

　手洗い時には使い捨てのペーパータオルを使用することが理想的である。無理な場合においては、タオルは個人持ちとし、タオルの共有は絶対にしない。タオルかけは、感染予防のため他児のタオルや周囲の壁などに接触しないように使用する。また、長時間濡れたままにしておくと菌が増殖するため、タオルが乾燥しやすい環境を確保する。トイレ用は別にし、毎日清潔なものに取り替えるよう、保護者の協力を得る。

●○● コラム ●○●

動物との接触による感染症（検索キーワード：人獣共通感染症）

　子どもたちが大好きな動物。しかし、動物がもっている病原体に感染して病気を発症することがある。保育の場で特に注意するのは、カメによるサルモネラ感染症、小鳥によるオウム病などである。生き物を飼うことによっていのちを大切にする気持ちを育むことは大切である。しかし、保育者はこれらの病気をよく知り、世話をするときは必ず見守り、水替えや水槽の掃除の後は子どもには十分手洗いをさせる必要がある。年少児は観察のみにしたい。また、オウム病は糞に含まれるオウム病クラミジアの気道吸引により発症するので、世話はマスクをして行い、事後の手洗い、うがいを励行する。清潔を保ち、野鳥が入り込まないようにする。過度な接触、たとえば保育室・教室内でカメを遊ばせたり、インコに口移しにえさをやったりすることはしないよう指導する。また、鳥インフルエンザ拡大防止のため、園の内外や散歩の折に死んだ野鳥を発見した場合は、子どもには触らせたり近寄らせたりせず、保健所などに連絡する。

(3) 保育室・教室の消毒と清掃

保育室や教室はさまざまな活動によるゴミや食べこぼしなどで汚れやすい。汚れたときはその都度ほうきやモップで清潔にし、園児の降園後に掃除機、水で絞ったモップで掃除をする。雑巾で棚の上のほこり、窓の桟を拭く。はたきはほこりが舞い上がるので用いない。ドアやドアノブも拭く。学校伝染病発生時はドアノブなど複数の子どもがよく触れる箇所は消毒する。雑巾、モップの使用後は洗剤で洗ってよく日に干す。モップは柄から外す。効率よく掃除をするために何枚も雑巾やモップを用意し、最後に洗濯機でまとめ洗いをするとよい。雑巾をバケツの水で洗いながら掃除をするのは不潔である。机、テーブル上面は専用のふきんで拭く。ふきんは洗剤で洗い、次亜塩素酸ナトリウム液で消毒し、十分乾燥させる。エアコンのフィルターや吹き出し口は約2週間ごとに掃除をしてカビの発生を防ぐ。また、エアコン使用時は1～2時間に1回程度、換気を行う。タンク式の加湿器を用いるときは毎日水を替え、清潔を心がける。消毒液については表7-2を参照する。

(4) 手洗い場

流しや蛇口は洗剤で毎日洗い、周囲も清潔にし、乾燥させる。固形石けんは保管時に不潔になりやすいため、1回ずつ個別に使用できる液体石けんの使用を推奨する。容器は毎日洗って乾燥させる。また、液体石けん容器の中身を詰め替える際は、残った石けんは細菌などが繁殖している可能性があるため破棄し、容器をよく洗い乾燥させてから新たな石けん液を詰める。水栓は自動水栓のほうが感染予防において優れている。ペーパータオルかエアータオルがあるとよい。必要時、手洗い後にアルコール含有手指消毒用ジェルなどが使用できるようにする。

(5) おもちゃの清潔

乳児が口に入れたおもちゃは、他の子どもがなめないよう回収して洗剤で洗浄後、乾燥させる。ケースを2つ用意して回収用と洗浄済みのものを区分できるようにし、1日1回以上、洗浄してから0.01～0.02％次亜塩素酸ナトリウム液で10分間消毒する。乳児のおもちゃは、なるべく洗浄、消毒に耐えるものを用意し、できないものは表面を拭いた後、アルコール消毒したり、日光に当てたりする。紫外線にはある程度の殺菌効果が期待できるが、湿度の少ない晴天の日に限定され完全ではない。乳児のおもちゃは幼児と共有しない。幼児のおもちゃやおもちゃ箱は年に3回から4回洗浄、あるいは拭き掃除をする。吐物などで汚染した場合は表7-2を参照して消毒する。

表7－2　保育所における消毒

①消毒薬の種類と用途

薬品名	次亜塩素酸ナトリウム	逆性石けん	消毒用アルコール
適応対策	衣類、歯ブラシ、遊具、ほ乳瓶	手指、トイレのドアノブ	手指、遊具、便器、トイレのドアノブ
消毒の濃度	・塩素濃度6％の薬液が一般に市販されており、通常、それを200～300倍に希釈（薄めて）して使用 ・汚れをよく落とした後、薬液に10分浸し、水洗いする	通常100～300倍希釈液	・原液（70～80％）
留意点	・漂白作用がある ・金属には使えない	・一般の石けんと同時に使うと効果がなくなる	・手あれに注意 ・ゴム製品・合成樹脂等は、変質するので長時間浸さない ・手洗い後、アルコールを含ませた脱脂綿やウェットティッシュで拭き自然乾燥させる
有効な病原体	多くの細菌、真菌、ウイルス（HIV・B型肝炎ウイルス含む）、MRSA	多くの細菌、真菌	多くの細菌、真菌、ウイルス（HIVを含む）、MRSA
無効な病原体	結核菌、一部の真菌	結核菌、大部分のウイルス	ノロウイルス、B型肝炎ウイルス
その他	糞便・汚物で汚れたら、よく拭き取り、300倍希釈液*で拭く	逆性石けん液は、毎日作りかえる	

②遊具の消毒

	普段の取り扱い	消毒方法
ぬいぐるみ布類	定期的に洗濯 日光消毒（週1回程度） 汚れたら随時洗濯	糞便、嘔吐物で汚れたら、汚れを落とし、300倍希釈液*に10分浸し、水洗いする ※汚れがひどい場合には処分する
洗えるもの	定期的に流水で洗い日光消毒 ・乳児がなめたりするものは、毎日洗う ・乳児クラス週1回程度 ・幼児クラス3か月に1回程度	嘔吐物で汚れたものは、300倍希釈液*に浸し日光消毒する
洗えないもの	定期的に湯拭きまたは日光消毒 ・乳児がなめたりするものは、毎日拭く ・乳児クラス週1回程度 ・幼児クラス3か月に1回程度	嘔吐物で汚れたら、よく拭き取り300倍希釈液*で拭き、日光消毒する ○塩素分やアルコール分は揮発する

③手指の消毒

通　常	流水、石けんで十分手洗いする
下痢・感染症発生時	流水、石けんで十分手を洗った後に消毒する。手指に次亜塩素酸ナトリウム系消毒薬を使用してはいけない（糞便処理時は、ゴム手袋を使用）。
備　考	毎日清潔な個別タオルまたはペーパータオルを使う。食事用のタオルとトイレ用のタオルを区別する（手指専用消毒液を使用すると便利）。 血液は手袋を着用して処理をする

④次亜塩素酸ナトリウムの希釈方法

○次亜塩素酸ナトリウムは、多くの細菌・ウイルスに有効（結核菌や一部の真菌では無効）		
次亜塩素酸ナトリウム〈市販の漂白剤　塩素濃度約6％の場合〉の希釈方法		
消毒対象	濃度（希釈倍率）	希釈方法
糞便や嘔吐物が付着した床 衣類等の浸け置き	0.1% （1000ppm）	1Lのペットボトル1本の水に20ml （ペットボトルのキャップ4杯）
食器等の浸け置き トイレの便座やドアノブ、手すり、床等	0.02% （200ppm）	1Lのペットボトル1本の水に4ml （ペットボトルのキャップ1杯）

＊：300倍希釈液＝塩素濃度6％の市販の次亜塩素酸ナトリウム系消毒薬を300倍に希釈した液
出典：厚生労働省「2012年改訂版 保育所における感染症対策ガイドライン」2012年　pp.34－35を一部改変

(6) おむつ交換台

　乳児が食事をする保育室でおむつ交換をするのではなく、隣接した箇所におむつ交換台を置くスペースがあるとよい。おむつ交換は使い捨て手袋着用が望ましく、おむつ交換後はただちに手洗いを行う。おむつ交換時、台におむつが触れたり手袋が触れたりして汚染したときは、すぐに消毒する。おむつ交換時、使用後のおむつは交換台に置かず、すぐにおむつ入れに入れる。おむつ入れの蓋は足踏み開閉式がよい。消毒がしにくいのでおむつ交換台には共有のバスタオルなどを敷かない。おむつ替えの時、子どものおしりの下にタオルや紙を敷き、1回ごとに交換するのが理想的である。保育終了後、交換台全体をよく消毒する。

(7) トイレ

　使い捨て手袋、マスク、エプロンをつけて清掃する。日常の消毒方法は表7-2を参考に行う。床の清掃は毎日行い、消毒液をつけたモップで拭き、乾燥させる。便器は専用のトイレブラシや雑巾で洗浄、清拭する。使用したモップ、ブラシなどは専用のシンクで洗浄し、消毒、洗浄、乾燥させる。ドアノブや、水洗レバー、便座は1日2回以上専用の雑巾で清拭した後、消毒する。これらの雑巾も洗浄後、消毒、乾燥させる。エプロンも同様である。清掃後は十分手洗いをする。おまるは消毒が不十分になりやすいので、なるべく子ども用水洗トイレを使用する。

(8) 砂場

　夜間、休日は鳥、ネコなどの糞が入り込まないよう、シートをかぶせ固定する。使用前に点検する。定期的に掘り起こしたり、砂を入れ替えたりする。砂遊びの後は手足をよく洗い、服を着替えさせる。

(9) 屋外遊具

　遊具は使用時点検し、鳥の糞などの汚れがあるときは取り除いて消毒する。

(10) プール

　プールは「学校環境衛生基準」の「水泳プールに係る学校環境衛生基準」に従って設備の衛生を維持し水質の管理をする。遊離残留塩素は0.4mg/L以上であり、大腸菌群が検出されてはならない。プール終了時にはシャワー浴および、うがい・手洗いを下痢気味の子どもはプールのなかにいれず、水遊びなどで対応する。

引用文献

1）「麻疹および風疹の予防接種状況・抗体保有状況—2015年度感染症流行予測調査（暫定結果）」『IASR』第37巻　NID国立感染症研究所　2016年　pp.72－74

参考文献

「麻疹および風疹の予防接種状況・抗体保有状況—2015年度感染症流行予測調査（暫定結果）」『IASR』Vol.37　No.4　国立感染症研究所　2016年　pp.72－74

日本小児科学会　予防接種・感染症対策委員会「学校、幼稚園、保育所において予防すべき感染症の解説」(2017年5月改訂版)
　http://www.jpeds.or.jp/uploads/files/yobo_kansensho_20170528.pdf

SARAYAホームページ「知っておきたい！家庭の感染と予防」
　http://family.saraya.com/kansen/rotavirus/index.html#obutsu

和田紀之「保育所における感染症サーベイランスの重要性」日本保育園保健協議会『保育と保健』第16巻第2号　2010年　pp.26－28

竜ヶ崎保健所作成　国立感染症研究所感染症情報センター監「保育所・幼稚園・学校等における麻しん対応ガイドライン　第二版」2008年

多屋馨子「麻疹・風疹対策とMRワクチン」日本小児保健協会『第23回小児保健セミナー予防接種2006』2006年

奥村龍一「プール取締条例改正へ」教育医事新聞社『教育医事新聞』2007年6月号　p.5

白木和夫『ナースとコメディカルのための小児科学』日本小児医事出版社　2006年

「ロタウイルス感染症」愛媛県立衛生環境研究所　愛媛県感染症情報センター

塩見正司「ウイルス性胃腸炎」日本保育園保健協議会『保育と保健』第13巻第1号　2007年　p.52

江藤隆・中原俊隆編『学校医ハンドブック』文光堂　2006年　p.284

馬場直子「虫刺されの注意点、保育園でのとびひ」日本保育園保健協議会『保育と保健ニュース』2007年5月15日号

厚生労働省ホームページ「2012年改訂版　保育所における感染症対策ガイドライン」
　http://www.mhlw.go.jp/bunya/kodomo/pdf/hoiku02.pdf

渡邉言之「動物からうつる病気」『保育と保健』第12巻　第2号　2006年　pp.58－59

「学校トイレにおける感染症予防のための手洗い教育」学校トイレの研究会『学校トイレの研究会研究誌』第19号　2013年　p.15

厚生労働省雇用均等・児童家庭局母子保健課監『児童福祉施設における保健衛生マニュアル』財団法人児童育成協会　2002年　p.84

厚生省通知児童家庭局企画課長通知『児童福祉施設等における衛生管理の改善および食中毒発生の予防について』1997（平成9）年6月30日　児企第16号

●○● コラム ●○●
かぜ予防としてのうがいの効果

　日本では、最も基本的な衛生習慣として「うがい」を毎日行っている人が多いだろう。保育所などでも、かぜの予防の1つとして「うがい」を指導している。しかし、かぜ予防の「うがい」の習慣は世界的にみて日本だけというのは、ご存じだろうか。

　「うがい」の語源は、鵜飼である。鵜に魚を飲み込ませ、その後吐き出させる様子が似ていることから、「うがい」と呼ばれるようになり、日本では、平安時代から行われてきたという。

　このように、日本では古くから習慣とされてきた「うがい」だが、その効果が科学的に証明されたのはつい最近のことである。京都大学保健管理センターの川村孝教授らによる研究は、全国18地域のボランティア387名の協力のもと、うがいの科学的効果を無作為割付の実験研究で検証している。そこでは「水うがい」「ヨード液うがい」「うがいをしない」の3つのグループに分け、2か月間、かぜ症状に関する記録（うがい日記）をおこなった。

　うがい方法は自己流ではなく、1回目、少量、20ccくらいの水、もしくは薄めたヨード液を口に含み「クチュクチュクチュクチュ」とうがいをする、2回目は、喉の奥まで入れて「ガラガラうがい」をする。そして3回目は2回目と同じように喉の奥まで水を入れて、ガラガラうがいをする。この3回で1クール。この1クールのうがいを1日に3回以上行う。

　実験の結果、実際にかぜの発症が40％減少し、うがいはかぜ予防に本当に繋がることが判明したが、ヨード液うがいよりも、水うがいのほうが高い効果があることも明らかになった。ヨード液によって、のどに常在する細菌叢を壊したり、正常細胞を傷害したりして、ウイルスの侵入を許してしまうため、効果がなかったのではないかと考えられている。

論文は英語で発表されているが、川村教授がうがいについて話したものがインターネット上で無料配信されているため、興味がある人はぜひ、視聴してみてはいかがだろうか。

配信動画：
　Can gargling keep you from catching a cold？| Takashi Kawamura | TEDxKyotoUniversity TEDtalksDirector〈公式YouTubeチャンネル〉　https：//www.youtube.com/watch？v=azSG_pPGwpl
　【検索ワード】kawamura, takashi, ted
参考文献：Satomura K, Kitamura T, Kawamura T, Shimbo T, Watanabe M, Kamei M, Takano Y, Tamakoshi A. Prevention of upper respiratory tract infections by gargling： a randomized trial. American journal of preventive medicine. 2005；29：302-307.

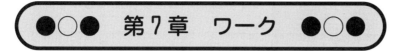

Ⅰ．保育中に吐いてしまった子どものケア（観察、うがいや服の着替え）の手順や注意すべきことがらを考えなさい。

Ⅱ．以下の表の〔　　〕に適切な病名や語句を入れなさい。

伝染病の種類		出席停止期間の基準	
第二種	インフルエンザ	小中高、大学 〔　　　　　　　　　　〕	ただし、病状により学校医その他の医師において伝染のおそれがないと認めたときにはこの限りではない。
		幼稚園 〔　　　　　　　　　　〕	
	〔　　　　〕	特有の咳が消える、または5日間の抗菌性物質製剤による治療終了まで	
	〔　　　　〕	解熱した後3日を経過するまで	
	流行性耳下腺炎	〔　　　　　　　　　　〕	
	風疹	発しんが消失するまで	
	水痘	〔　　　　　　　　　　〕	
	〔　　　　〕	主要症状が消退した後2日を経過するまで	
	結核	〔　　　　　　　　　　〕	

Ⅲ．予防接種で定期接種と任意接種の違いについて述べ、対象となる疾患名を定期接種は3つ以上、任意接種を2つ挙げなさい。

ステップアップ．次の病気の特徴や保育上の注意点を調べてみよう。

（1）カゼ症候群
（2）マイコプラズマ感染症
（3）流行性角結膜炎
（4）急性出血性結膜炎
（5）突発性発疹
（6）中耳炎

（解答は226ページ）

第 8 章　母子保健対策と集団保育における健康管理

◆キーポイント◆

わが国の本格的な母子保健対策は、戦後の児童の保護・救済及び乳幼児死亡率の減少を目的として1947（昭和22）年に児童福祉法が制定されたことに始まる。当時の児童福祉法第1条には、「すべて国民は、児童が心身ともに健やかに生まれ、且つ、育成されるよう努めなければいけない」と定められていた。
本章では、制度・施策という視点から、出産前の妊娠期の胎児期から出産後、就学までの子どもたちの健康管理について学習する。また、児童相談所、福祉事務所や保健所などの関連機関についても学習する。

第1節　母子保健対策

妊娠期～乳幼児期の母子の健康の保持・増進を目的として、1945（昭和40）年に児童福祉法から独立する形で母子保健法が成立した。戦後の状況下、当時は乳児死亡率を低下させることが主な目的であったが、近年では、障害のある子供の早期発見や、家庭での子育て支援、虐待防止・早期発見などの様々な役割を担っている。
具体的には、妊娠期から就学までの健康診査や訪問指導、母子健康手帳の交付、未熟児養育医療や病児保育事業などの保健・医療に関することが定められている（図8－1）。

1 ── 健康診査

(1) 妊産婦健康診査

妊産婦健康診査は、妊産婦および胎児の健康管理、流産・早産や妊娠高血圧症候群などの危険を早期に発見するなど、妊産婦および胎児の健康管理を目的としている。健康診査は、市町村単位で実施され、診査機関として病院、市町村の保健センター、子育て世代包括支援センター（母子包括支援セン

第 8 章 ●母子保健対策と集団保育における健康管理

(2011（平成23）年 4 月現在)

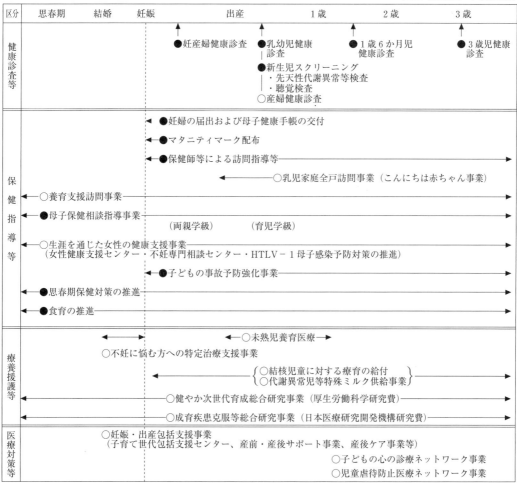

図 8 - 1　母子保健対策の体系
出典：厚生労働統計協会編『国民衛生の動向2017／2018』厚生労働統計協会　p.114

ター）などがある。診査回数は、14回程度とされており、診査項目については、厚生労働省が基準項目を定めている（表 8 - 1 ）。

(2) 乳幼児健康診査

乳幼児健康診査は、就学前の乳幼児を対象としている。健康診査の実施時期は、満 1 歳 6 か月を超え満 2 歳に達しない時期、満 3 歳を超え満 4 歳に達しない時期の 2 回が定められている。健康診査では、主に、乳幼児の身体の成長発達の状態や運動や言語などの精神発達の状態、自閉症スペクトラムなどの発達障害の早期発見などを実施し、必要であれば養育指導も実施してい

表8−1　妊産婦健康診査項目

検査の項目	妊娠週数及び回数の目安
血液型等の検査（ABO血液型、Rh血液型及び不規則抗体に係るもの）	妊娠初期に1回
B型肝炎抗原検査	
C型肝炎抗体検査	
HIV抗体検査	
梅毒血清反応検査	
風疹ウィルス抗体検査	
血糖検査	妊娠初期に1回及び妊娠24週から妊娠35週までの間に1回
血算検査	妊娠初期に1回、妊娠24週から妊娠35週までの間に1回及び妊娠36週から出産までの間に1回
HTLV−1抗体検査	妊娠初期から妊娠30週までの間に1回
子宮頸がん検診（細胞診）	妊娠初期に1回
超音波検査	妊娠初期から妊娠23週までの間に2回、妊娠24週から妊娠35週までの間に1回及び妊娠36週から出産までの間に1回
性器クラミジア検査	妊娠初期から妊娠30週までの間に1回
B群溶血性レンサ球菌（GBS）検査	妊娠初期から妊娠37週までの間に1回

資料：厚生労働省雇用均等・児童家庭局母子保健課長通知「妊婦に対する健康診査についての望ましい基準の公布について」2015年より抜粋

る。

1歳6か月児健康診査

1歳6か月健康診査では、身体の発育状況、運動・言語などの精神発達状況や離乳食から幼児食への食事の切り替えの確認、虫歯予防、発達障害の有無、家庭での健康管理の状況の把握と保健指導などが実施されている。

3歳児健康診査

3歳児健康診査では、1歳6か月健康診査の内容に加えて、眼の疾病及び異常の有無、耳、鼻及び咽頭の疾病及び異常の有無などの感覚器に関する2項目が追加されている。また、情緒、習癖、社会性などの精神面での発達状況などから、障害や発達の遅れなどについて確認を行っている。

その他健康診査

その他、市町村によっては、4か月、10か月などの乳児期や5歳児などの健康診査が行われているところもある。

(3) 新生児マス・スクリーニング

　新生児マス・スクリーニングとは、子どもの先天的な代謝および内分泌疾患の早期発見・治療を目的に、1977（昭和52）年に開始された検査である。開始当初は、フェニルケトン尿症・メープルシロップ尿症などの5疾患を対象としていたが、その後、対象疾病が増減、2011（平成23）年にタンデムマス法が導入され、19疾患の先天性代謝および内分泌疾患について早期発見・早期治療ができるようになった（表8－2）。

表8－2　新生児マス・スクリーニング

糖質代謝異常症	ガラクトース血症
内分泌代謝異常症	先天性甲状腺機能低下症、先天性副腎過形成症
アミノ酸代謝異常症	フェニルケトン尿症、ホモシスチン尿症、メープルシロップ尿症、シトルリン血症1型、アルギニノコハク酸尿症
有機酸代謝異常症	メチルマロン酸血症、プロピオン酸血症、イソ吉草酸血症、メチルクロトニルグリシン尿症、ヒドロキシメチルグルタル酸血症、複合カルボキシラーゼ欠損症、グルタル酸血症1型
脂質代謝異常症	カルニチンパルミトイルトランスフェラーゼ－1欠損症、極長鎖アシルCoA脱水素酵素欠損症、中鎖アシルCoA脱水素酵素欠損症、三頭酵素／長鎖3－ヒドロキシアシルCoA脱水素酵素欠損症

(4) B型肝炎母子感染防止対策

　B型肝炎とは、B型肝炎ウイルスによる感染症で、感染後数年から数十年後に肝硬変や肝がんに進行・発症する可能性がある。主な感染経路として、B型肝炎ウイルスに感染している母親の出産時の母子感染が挙げられる。そのため、感染者である母親から生まれた子どもに対して、公費によるB型肝炎ワクチンの接種による感染予防対策が取られている。

　また、母親が感染者でない場合は、任意の予防接種として自費によるB型肝炎ワクチンの接種を受けることができる。

2 ── 保健指導

　母子保健法による母子保健対策における保健指導は、将来子を産む思春期女児から、妊娠・出産期、そして生まれた子どもの乳幼児期までの期間実施されている。

(1) 妊娠届け出および母子健康手帳の交付

母子保健法では、「妊娠した者は、厚生労働省令で定める事項につき、速やかに、市町村長妊娠の届出をするようにしなければならない」(第15条) と定められている。これを受けて、「市町村は、妊娠の届出をした者に対して、母子健康手帳を交付しなければならない」(第16条)。このように妊娠が確定したら速やかに市町村に届出て、母子健康手帳の交付を受けなければならない。

母子健康手帳には、妊娠・産褥期の経過、就学前までの乳幼児期の健康診査の記録など、母子の健康状況や子どもの発育状況、予防接種の記録などが記載できる。また、子育てに役立つ保健・育児に関する情報などが記載されている。

(2) 妊産婦と乳幼児の保健指導

母子保健相談指導事業

母子保健相談指導事業は、母子保健法第10条に規定されており、妊娠期から出産、育児期にある妊産婦、その配偶者、乳幼児の保護者に対して行われている事業である。妊産婦健査や乳幼児健診などの機会に医師、歯科医師、助産師、保健師などにより妊娠、出産、育児に関する保健指導や保健相談が受けられる。

家庭を訪問して行う保健指導

①妊産婦の訪問指導

妊産婦の訪問指導は、母子保健法第17条に規定されており、妊産婦健康診査の結果に基づき、保健指導を要する妊産婦に対して、医師、助産師、保健師やその他の職員を訪問させ、必要な指導を実施したり、必要に応じて医師または歯科医師の診療を受けることを勧奨するものである。

②新生児の訪問指導

新生児の訪問指導は、母子保健法第11条に規定されており、新生児に対して育児上必要がある場合に、医師、助産師、保健師やその他の職員を訪問させ、必要な指導を実施するものである。

③未熟児の訪問指導

未熟児[※1]の訪問指導は、母子保健法第19条に規定されており、未熟児を出産した母親とその子どもに対して育児上必要がある場合に、医師、助産師、保健師やその他の職員を訪問させ、必要な指導を実施するものである。

乳児家庭全戸訪問事業(こんにちは赤ちゃん事業)

乳児家全戸訪問事業とは、次世代育成支援対策として現在、児童福祉法に

※1 未熟児
「身体の発育が未熟のまま出生した乳児であつて、正常児が出生時に有する諸機能を得るに至るまでのもの」(母子保健法第6条第6項)。

位置づけられている。生後4か月までの乳児のいるすべての家庭を訪問し、養育者の様々な不安や悩みを聞き、相談に応じ、子育て支援に関する情報提供を行う市町村事業である。訪問は、保健師、助産師、看護師の他、市町村より委託された愛育班員、母子保健推進員、児童委員など子育て経験のある者など幅広く登用されている。

3 ── 医療対策等

わが国では、健康保険法において未就学児の医療費は被保険者の2割負担とされているが、地域での少子化対策として、多くの市町村では公費による乳幼児の医療費助成が行われている。

その他の医療費助成制度として、未熟児養育医療、小児慢性特定疾病医療費助成、自立支援医療（育成医療）などがある（表8−3）。

表8−3 乳幼児を対象とする主な公費負担医療

事業名	対象者	給付内容	対象年齢
未熟児養育医療	出生児の体重が2000g以下の者や生活力がとくに薄弱な者など	入院医療費について医療保険の自己負担分の一部	1歳未満
小児慢性特定疾病医療費助成制度	14疾患群722疾病（2017年4月現在）の小児慢性特定疾患に罹患している児童	対象疾病の治療研究に係る医療費について医療保険の自己負担分の一部	18歳未満
自立支援医療	身体に障害のある児童または将来において障害児となるおそれのある児童のうち確実に治療効果が期待できる児童	対象の機能障害の除去、軽減のために必要な医療費について医療保険の自己負担分の一部	18歳未満
結核児童療育事業	長期の入院を必要とする結核児童	入院医療費について医療保険の自己負担分の一部および学用品、日用品の支給	18歳未満

第2節 ● 園における健康管理の実際

幼稚園や保育所、幼保連携型認定こども園に入園（所）前の子どもたちの健康管理は、主に家庭や市町村の保健センターなどの地域により行われる。

しかし入園後は、幼稚園教諭や保育士、保育教諭などが加わり、家庭や市町村などと連携して子どもの健康の保持・増進や異常の早期発見、養育指導などを実施し、子どもが健康で安全な生活が送れるようサポートしている。

それら子どもたちの健康管理の実際は、学校保健安全法、児童福祉施設の設備及び運営に関する基準（以下「設備運営基準」）、感染症法[※2]などに規定されており、職員一人ひとりがその内容を熟知し、職員が一丸となって実施していく必要がある。

※2 感染症法
正式名「感染症の予防及び感染症の患者に対する医療に関する法律」。

1 ── 健康診断

園児および職員に対する健康診断について、幼稚園については学校保健安全法上に、そして保育所等については設備運営基準上に、「学校保健安全法に規定する健康診断」に準じる形として規定されている。

主な項目として、身体・心身の発育状態、姿勢、視聴覚の異常やその他、様々な疾病の有無などがある。

(1) 入園時健康診断

入園する前の子どもたちの健康状態を把握するため、入園時健康診断が定められている。

(2) 定期健康診断

設備運営基準第12条には園児の健康診断について規定されており、保育所の園児に対し、少なくとも1年に2回の定期健康診断を学校保健安全法に規定する健康診断項目に準じて行わなければならないとされている。定期健康診断の実施時期は、学校保健安全法施行規則第5条において、毎学年、6月30日までに行うと定められている。

(3) 臨時健康診断

学校保健安全法施行規則第10条では、❶感染症や食中毒が発生したとき、❷風水害などにより感染症発生の恐れがあるとき、❸夏季における休業日の直前または直後、❹結核・寄生虫病その他の疾病の有無について検査を行う必要があるとき、❺卒業時などにおいて、必要時に必要な項目について臨時の健康診断を行うものとしている。

表8－4　定期健康診断の検査項目と実施学年　　　　　　　　　　　　　　　　　　2016（平成28）年4月現在

項目	検査・診察方法			発見される疾病異常	幼稚園	小学校 1年	2年	3年	4年	5年	6年	中学校 1年	2年	3年	高校 1年	2年	3年	大学
保健調査	アンケート				◯	◎	◎	◎	◎	◎	◎	◎	◎	◎	◎	◎	◎	◯
身長 体重				低身長等	◎	◎	◎	◎	◎	◎	◎	◎	◎	◎	◎	◎	◎	◎
栄養状態				栄養不良 肥満傾向・貧血等	◎	◎	◎	◎	◎	◎	◎	◎	◎	◎	◎	◎	◎	◎
脊柱・胸郭 四肢 骨・関節				骨・関節の異常等	◎	◎	◎	◎	◎	◎	◎	◎	◎	◎	◎	◎	◎	△
視力	視力表	裸眼の者	裸眼視力	屈折異常、不同視等	◎	◎	◎	◎	◎	◎	◎	◎	◎	◎	◎	◎	◎	△
		めがね等を している者	矯正視力		◎	◎	◎	◎	◎	◎	◎	◎	◎	◎	◎	◎	◎	△
			裸眼視力		△	△	△	△	△	△	△	△	△	△	△	△	△	
聴力	オージオメータ			聴力障害	◎	◎	◎	◎	△	◎	△	◎	△	◎	◎	△	◎	△
目の疾病及 び異常				感染性疾患、その他の外 眼部疾患、眼位等	◎	◎	◎	◎	◎	◎	◎	◎	◎	◎	◎	◎	◎	◎
耳鼻咽喉頭 疾患				耳疾患、鼻・副鼻腔疾患 口腔咽喉頭疾患 音声言語異常等	◎	◎	◎	◎	◎	◎	◎	◎	◎	◎	◎	◎	◎	◎
皮膚疾患				感染性皮膚疾患 湿疹等	◎	◎	◎	◎	◎	◎	◎	◎	◎	◎	◎	◎	◎	◎
歯及び口腔 の疾患及び 異常				むし歯、歯周疾患 歯列・咬合の異常	◎	◎	◎	◎	◎	◎	◎	◎	◎	◎	◎	◎	◎	△
結核	問診・学校医による診察			結核		◎	◎	◎	◎	◎	◎	◎	◎	◎				
	エックス線撮影														◎			◎
	エックス線撮影 ツベルクリン反応検査 喀痰検査等					◯	◯	◯	◯	◯	◯	◯	◯	◯				
	エックス線撮影 喀痰検査・聴診・打診等														◯			◯
心臓の疾患 及び異常	臨床医学的検査 その他の検査			心臓の疾病 心臓の異常	◎	◎	◎	◎	◎	◎	◎	◎	◎	◎	◎	◎	◎	◎
	心電図検査				△	◎	△	△	△	△	△	◎	△	△	◎	△	△	△
尿	試験紙法	蛋白等		腎臓の疾患	◎	◎	◎	◎	◎	◎	◎	◎	◎	◎	◎	◎	◎	△
		糖			△													△
その他の疾 患及び異常	臨床医学的検査 その他の検査			結核疾患、心臓疾患 腎臓疾患、ヘルニア 言語障害、精神障害 骨・関節の異常 四肢運動障害	◎	◎	◎	◎	◎	◎	◎	◎	◎	◎	◎	◎	◎	◎

注：◎はほぼ全員に実施されるもの、◯は必要時または必要者に実施されるもの、△は検査項目から除くことができるもの。
出典：厚生労働統計協会編『国民衛生の動向2017／2018』厚生労働統計協会　2017年　p.376

(4) 職員の健康診断

職員の健康診断についても園児と同様に、毎学年定期に職員の健康診断を行わなければならない（学校保健安全法第15条）。また、必要時は臨時健康診断を行う。さらに事後措置として、健康診断の結果に基づき治療を指示し、及び勤務を軽減する等適切な措置をとらなければならないとしている。

(5) 総合評価・事後評価

健康診断の事後措置として、学校保健安全法施行規則第9条には健康診断後21日以内にその結果を幼児の保護者に通知し、疾病の予防措置、治療の指示、保健指導などを実施し、園での活動制限や環境調整などを行う必要があると定めている。

(6) 保健調査

学校保健安全法施行規則第11条では、健康診断を的確かつ円滑に実施するため、あらかじめ園児の発育、健康状態に関する調査を実施する必要があると定めており、健康診断の事前調査として子どもの出生時の状況、発育の様子、生活習慣、予防接種歴、既往歴やアレルギーなどの現病歴、家庭での保健行動などの保健調査を行うものとしてる。

2 ── 相談援助

幼稚園や保育所、認定こども園等に入園前の場合、子どもの健康状態や育児における相談は、地域の保健センターなどで行われるが、入園後は、主に幼稚園教諭や保育士が相談援助を担うことになる。相談を受ける際には、バイステックの7原則である、❶個別化、❷意図的な感情表現、❸統制された情緒的関与、❹受容、❺非審判的な態度、❻自己決定、❼秘密保持を遵守することが重要である。すなわち、相談援助は、個別対応とし、保護者が自由な感情表現ができるように働きかける。保育者は、保護者の感情に左右されず冷静な対応を心がけ、決して批判的な対応をせず、保護者のありのままを受け入れる。保育者だけで対応できない場合は、市町村や児童相談所などの連携機関と共同で対応する必要があるが、それを、保護者に強制するのではなく、あくまでも保護者の自己決定を促す。

また、保護者からの相談内容に関しては原則第三者に漏らしてはならないが、保育上必要な内容に関しては、保護者の同意を得て保育者間、連携機関などと共有してもよい。

第3節 ● 関連機関と連携

1 ── 児童相談所

　児童相談所とは、児童福祉法第12条に定められている福祉機関で、都道府県および政令指定都市に設置することが義務づけられている（中核市においては、設置してもよいとされている）。

　児童相談所の目的は、「市町村と適切な協働・連携・役割分担を図りつつ、子どもに関する家庭その他からの相談に応じ、子どもが有する問題又は子どもの真のニーズ、子どもの置かれた環境の状況等を的確に捉え、個々の子どもや家庭に適切な援助を行い、もって子どもの福祉を図るとともに、その権利を擁護すること」（児童相談所運営指針）とされている。そのため、児童相

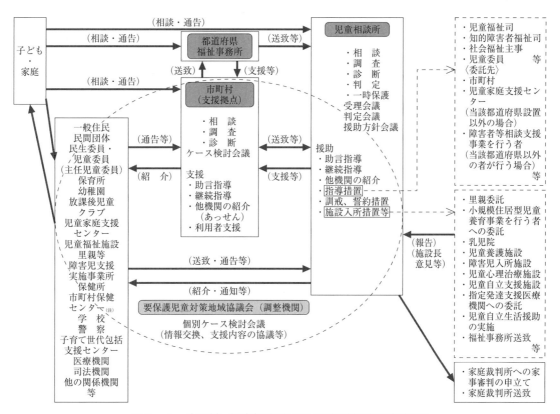

図8−2　市町村・児童相談所における相談援助活動系統図

注：市町村保健センターについては、市町村の児童家庭相談の窓口として、一般住民等からの通告等を受け、相談援助業務を実施する場合も想定される。
出典：厚生労働省雇用均等・児童家庭局通知「児童相談所運営指針について」

表8-5　児童相談所の受ける相談の種類及び主な内容

養護相談	1. 児童虐待相談	児童虐待の防止等に関する法律の第2条に規定する次の行為に関する相談 (1) 身体的虐待 　　生命・健康に危険のある身体的な暴行 (2) 性的虐待 　　性交、性的暴行、性的行為の強要 (3) 心理的虐待 　　暴言や差別など心理的外傷を与える行為、児童が同居する家庭における配偶者、家族に対する暴力 (4) 保護の怠慢、拒否（ネグレクト） 　　保護の怠慢や拒否により健康状態や安全を損なう行為及び棄児
	2. その他の相談	父又は母等保護者の家出、失踪、死亡、離婚、入院、稼働及び服役等による養育困難児、迷子、親権を喪失・停止した親の子、後見人を持たぬ児童等環境的問題を有する子ども、養子縁組に関する相談。
保健相談	3. 保健相談	未熟児、虚弱児、ツベルクリン反応陽転児、内部機能障害、小児喘息、その他の疾患（精神疾患を含む）等を有する子どもに関する相談
障害相談	4. 肢体不自由児相談	肢体不自由児、運動発達の遅れに関する相談。
	5. 視聴覚障害相談	盲（弱視を含む）、ろう（難聴を含む）等視聴覚障害児に関する相談。
	6. 言語発達障害等相談	構音障害、吃音、失語等音声や言語の機能障害をもつ子ども、言語発達遅滞を有する子ども等に関する相談。ことばの遅れの原因が知的障害、自閉症、しつけ上の問題等他の相談種別に分類される場合は該当の種別として取り扱う。
	7. 重症心身障害相談	重症心身障害児（者）に関する相談。
	8. 知的障害相談	知的障害児に関する相談。
	9. 発達障害相談	自閉症、アスペルガー症候群、その他広汎性発達障害、学習障害、注意欠陥多動性障害等の子どもに関する相談。
非行相談	10. ぐ犯等相談	虚言癖、浪費癖、家出、浮浪、乱暴、性的逸脱等のぐ犯行為若しくは飲酒、喫煙等の問題行動のある子ども、警察署からぐ犯少年として通告のあった子ども、又は触法行為があったと思料されても警察署から法第25条による通告のない子どもに関する相談。
	11. 触法行為等相談	触法行為があったとして警察署から法第25条による通告のあった子ども、犯罪少年に関して家庭裁判所から送致のあった子どもに関する相談。受け付けた時には通告がなくとも調査の結果、通告が予定されている子どもに関する相談についてもこれに該当する。
育成相談	12. 性格行動相談	子どもの人格の発達上問題となる反抗、友達と遊べない、落ち着きがない、内気、緘黙、不活発、家庭内暴力、生活習慣の著しい逸脱等性格もしくは行動上の問題を有する子どもに関する相談。
	13. 不登校相談	学校及び幼稚園並びに保育所に在籍中で、登校（園）していない状態にある子どもに関する相談。非行や精神疾患、養護問題が主である場合等には該当の種別として取り扱う。
	14. 適性相談	進学適性、職業適性、学業不振等に関する相談。
	15. 育児・しつけ相談	家庭内における幼児の育児・しつけ、子どもの性教育、遊び等に関する相談。
	16. その他の相談	1～15のいずれにも該当しない相談。

出典：厚生労働省「児童相談所運営指針」（2018年1月12日改正）

談所には、所長をはじめ、児童福祉司、児童心理司、医師（精神科医、小児科医）、児童指導員、保育士などの専門職員が配置されている。

(1) 主な業務内容

児童相談所の主な業務は、❶児童家庭相談に応じる市町村への専門的な知識及び技術の援助、❷児童家庭相談のうち、必要に応じて専門的な角度より調査・診断・判定を行い援助指針の決定する、❸必要に応じて家庭から子どもを離し一時保護する、❹子どもを児童福祉施設や指定医療機関への入所や里親に委託する措置、❺家庭裁判所に対して親権者の親権喪失宣言の請求、未成年後見人選任および解任の請求などがある（図8－2）。

(2) 相談内容

児童相談所の相談内容は、❶養護相談、❷保健相談、❸障害相談、❹非行相談、❺育成相談などがある（表8－5）。

2 ── 福祉事務所

福祉事務所とは、社会福祉法第14条の1に規定されている都道府県、および市（特別区を含む）に設置が義務付けられている（町村においては、任意）「福祉に関する事務所」を指す。

都道府県の福祉事務所の主な業務は、「生活保護法」「児童福祉法」「母子及び父子並びに寡婦福祉法」いわゆる福祉三法に定める援護または育成の措置に関する事務とされており、市町村の指導・監督を行う。一方、市町村の福祉事務所は、前述の福祉三法に加え、「老人福祉法」、「身体障害者福祉法」及び「知的障害者福祉法」のいわゆる福祉六法に定める援護、育成又は更生事業を行う。

福祉事務所には、福祉事務所を管理する所長の他、指導監督を行う所員、訪問・面接・調査・生活指導を行う現業員が配置されている。また、老人福祉業務にかかわる社会福祉主事や身体障害者福祉司、知的障害者福祉司が配置されている福祉事務所もある。

3 ── 保健所

保健所とは、地域保健法第5条に規定されている地域の公衆衛生活動の中心機関で、都道府県、指定都市および特別区等に設置されている。

保健所の主な役割として、健康相談、結核予防、母子保健、歯科衛生、栄養改善事業、予防接種、感染予防、寄生虫予防、環境衛生、食品衛生、衛生教育、保健師事業、医療社会事業、試験検査、精神衛生などがある。

4 ── 健康問題のある園児の健康管理と連携

(1) 疾病異常に関する対応

感染症・食中毒など

子どもは、免疫力が未熟であり、容易に感染症にかかりやすい。「保育所保育指針」では、保育士は、「感染症やその他の疾病の発生予防に努め、その発生や疑いがある場合には、必要に応じて嘱託医、市町村、保健所等に連絡し、その指示に従うとともに、保護者や全職員に連絡し、予防等について協力を求めること。また、感染症に関する保育所の対応方法等について、あらかじめ関係機関の協力を得ておくこと」と記載している。そのため、感染症の疑いがある子どもを確認したら、速やかにその子どもを別室に移動させるなどの措置をとり、他園児への感染を予防するとともに、感染が確定した場合は、学校保健安全法に基づき、出席停止などの措置を講じる必要がある。

また、園での食中毒を予防するため、衛生管理を徹底する必要がある。万一、食中毒が発生した場合には、速やかに嘱託医、市町村、保健所等に連絡し、その指示に従う。

慢性疾患

小児期の慢性疾患は、糖尿病、気管支喘息、貧血など慢性的に症状があり、日常生活の中で治療や療養を必要とする。そのため、保育士は、常に子どもの病気の程度や現在の様子、日常生活での注意事項、治療などの情報を保護者と共有しながら、子どもが安全に保育所での生活が送ることができるようにしなければならない。また、必要時は、主治医や嘱託医の指示を受け、子どもへの対応をしなければならない。

障害のある子ども

厚生労働省は、保育所での障害のある子どもの保育の促進のため、障害児保育事業において保育士の加配事業やバリアフリー化の改修事業、障害児保育を担当する保育士の資質向上のための研修などを実施している。保育所にて障害のある子どもを受け入れる場合には、子どもの障害の程度を把握するとともに、保護者や主治医と連携を取りながら、子どもが安全かつ安心して通園できる体制を整える必要がある。

児童虐待の対応

　児童虐待とは、保護者が児童に対して❶身体的虐待、❷性的虐待、❸保護の怠惰、拒否（ネグレクト）、❹心理的虐待を行うことをいう。2000（平成12）年に制定された児童虐待防止法※3には、「児童虐待の早期発見等」として「学校、児童福祉施設、病院その他児童の福祉に業務上関係のある団体及び学校の教職員、児童福祉施設の職員、医師、歯科医師、保健師、助産師、看護師、弁護士その他児童の福祉に職務上関係のある者は、児童虐待を発見しやすい立場にあることを自覚し、児童虐待の早期発見に努めなければならない」（第5条）、また「児童虐待に係る通告」として、「児童虐待を受けたと思われる児童を発見した者は、速やかに、これを市町村、都道府県の設置する福祉事務所若しくは児童相談所又は児童委員を介して市町村、都道府県の設置する福祉事務所若しくは児童相談所に通告しなければならない」（第6条）と規定している。保育者は、児童福祉施設の職員であることを認識し、子どもが虐待を受けていると思われる場合でも、速やかに通告をしなければならない。なお、その場合の通告した内容に関しては、秘密漏示罪の適応にはならない。

※3　**児童虐待防止法**
正式名「児童虐待の防止等に関する法律」。

参考文献

1 ）奈良間美穂他『小児看護学概論　小児臨床看護総論』医学書院　2015年
2 ）増田雅暢・島田美喜編『ナーシング・グラフィカ　健康支援と社会保障③　社会福祉と社会保障』メディカ出版　2015年
3 ）福岡地区小児科医会　乳幼児保健委員会『乳幼児検診マニュアル（第5版）』医学書院　2015年
4 ）厚生労働統計協会『国民衛生の動向2017／2018』厚生労働統計協会　2017年

●○● コラム ●○●

保育士における子どもの健康管理

　小学校・中学校・高等学校での子どもたちの健康管理は、主として各学級担任と養護教諭が担っている。養護教諭は、学校に在籍している子どもたちの全員の健康診断の計画から実施、検査結果の管理や保護者への通知、疾病の予防措置、治療の指示、保健指導や嘱託医や主治医との連絡調整などを行なっている。また、養護教諭の中には、看護師・保健師の資格を有する者もいる。しかし、幼稚園、保育所では、養護教諭が存在しないため、クラス担任が養護教諭の役割も担うことになる。

　わが国では、1974（昭和49）年より障害児保育事業が開始され、保育所における制度としての障害児保育が始まった。近年では、心身障害児に加えて発達障害児も増え、保育士の負担は計り知れないものとなっている。

　そのため、保育士は、保育の知識だけではなく、保健・医療及び福祉の知識をもち、子どもの健康面でも保護者と連携し、子どもの健康管理をしなくてはならい。また、異常時・緊急時の対策として、嘱託医や主治医、市町村などの連携機関とも情報交換をしていく必要がある。

第8章 ワーク

次の文章の空欄に適当な語句を入れ文章を完成しなさい。

（1）児童福祉法第1条では、「全て児童は、児童の権利に関する条約の精神にのつとり、（ ① ）されること、その生活を（ ② ）されること、愛され、保護されること、その心身の健やかな（ ③ ）及び（ ④ ）並びにその（ ⑤ ）が図られることその他の福祉を等しく保障される権利を有する」と、規定されている。

（2）わが国の乳幼児健康診査は、乳幼児を対象として、（ ⑥ ）を超え（ ⑦ ）に達しない時期、（ ⑧ ）を超え（ ⑨ ）に達しない時期の2回の実施が定められている。

（3）妊娠が確定したら速やかに（ ⑩ ）に届け出て、（ ⑪ ）の交付を受けなければならない。

（4）保育所は、園児に対して、（ ⑫ ）時の健康診断、以後、少なくとも1年に（ ⑬ ）回の定期健康診断を実施しなければならない。また、感染症や食中毒などが発生したときなどには、（ ⑭ ）健康診断を実施しなければならない。

（解答は226ページ）

資料編

<資料1>

全国保育士会倫理綱領

2003年2月26日全国保育士会委員総会
2003年3月4日全国保育協議会協議員総会

すべての子どもは、豊かな愛情のなかで心身ともに健やかに育てられ、自ら伸びていく無限の可能性を持っています。

私たちは、子どもが現在（いま）を幸せに生活し、未来（あす）を生きる力を育てる保育の仕事に誇りと責任をもって、自らの人間性と専門性の向上に努め、一人ひとりの子どもを心から尊重し、次のことを行います。

　　私たちは、子どもの育ちを支えます。
　　私たちは、保護者の子育てを支えます。
　　私たちは、子どもと子育てにやさしい社会をつくります。

（子どもの最善の利益の尊重）
1. 私たちは、一人ひとりの子どもの最善の利益を第一に考え、保育を通してその福祉を積極的に増進するよう努めます。

（子どもの発達保障）
2. 私たちは、養護と教育が一体となった保育を通して、一人ひとりの子どもが心身ともに健康、安全で情緒の安定した生活ができる環境を用意し、生きる喜びと力を育むことを基本として、その健やかな育ちを支えます。

（保護者との協力）
3. 私たちは、子どもと保護者のおかれた状況や意向を受けとめ、保護者とより良い協力関係を築きながら、子どもの育ちや子育てを支えます。

（プライバシーの保護）
4. 私たちは、一人ひとりのプライバシーを保護するため、保育を通して知り得た個人の情報や秘密を守ります。

（チームワークと自己評価）
5. 私たちは、職場におけるチームワークや、関係する他の専門機関との連携を大切にします。
また、自らの行う保育について、常に子どもの視点に立って自己評価を行い、保育の質の向上を図ります。

（利用者の代弁）
6. 私たちは、日々の保育や子育て支援の活動を通して子どものニーズを受けとめ、子どもの立場に立ってそれを代弁します。
また、子育てをしているすべての保護者のニーズを受けとめ、それを代弁していくことも重要な役割と考え、行動します。

（地域の子育て支援）
7. 私たちは、地域の人々や関係機関とともに子育てを支援し、そのネットワークにより、地域で子どもを育てる環境づくりに努めます。

（専門職としての責務）
8. 私たちは、研修や自己研鑽を通して、常に自らの人間性と専門性の向上に努め、専門職としての責務を果たします。

　　　　　　　　社会福祉法人　全国社会福祉協議会
　　　　　　　　　　　　　　　全国保育協議会
　　　　　　　　　　　　　　　全国保育士会

<資料2>

保育所保育指針（抄）

平成29年3月31日厚生労働省告示117号

第1章　総則

この指針は、児童福祉施設の設備及び運営に関する基準（昭和23年厚生省令第63号。以下「設備運営基準」という。）第35条の規定に基づき、保育所における保育の内容に関する事項及びこれに関連する運営に関する事項を定めるものである。各保育所は、この指針において規定される保育の内容に係る基本原則に関する事項等を踏まえ、各保育所の実情に応じて創意工夫を図り、保育所の機能及び質の向上に努めなければならない。

1　保育所保育に関する基本原則
(1) 保育所の役割
　ア　保育所は、児童福祉法（昭和22年法律第164号）第39条の規定に基づき、保育を必要とする子どもの保育を行い、その健全な心身の発達を図ることを目的とする児童福祉施設であり、入所する子どもの最善の利益を考慮し、その福祉を積極的に増進することに最もふさわしい生活の場でなければならない。
　イ　保育所は、その目的を達成するために、保育に関する専門性を有する職員が、家庭との緊密な連携の下に、子どもの状況や発達過程を踏まえ、保育所における環境を通して、養護及び教育を一体的に行うことを特性としている。
　ウ　保育所は、入所する子どもを保育するとともに、家庭や地域の様々な社会資源との連携を図りながら、入所する子どもの保護者に対する支援及び地域の子育て家庭に対する支援等を行う役割を担うものである。
　エ　保育所における保育士は、児童福祉法第18条の4の規定を踏まえ、保育所の役割及び機能が適切に発揮されるように、倫理観に裏付けられた専門的知識、技術及び判断をもって、子どもを保育するとともに、

子どもの保護者に対する保育に関する指導を行うものであり、その職責を遂行するための専門性の向上に絶えず努めなければならない。

2 養護に関する基本的事項

(1) 養護の理念

保育における養護とは、子どもの生命の保持及び情緒の安定を図るために保育士等が行う援助や関わりであり、保育所における保育は、養護及び教育を一体的に行うことをその特性とするものである。保育所における保育全体を通じて、養護に関するねらい及び内容を踏まえた保育が展開されなければならない。

(2) 養護に関わるねらい及び内容

ア 生命の保持

(ア) ねらい

① 一人一人の子どもが、快適に生活できるようにする。
② 一人一人の子どもが、健康で安全に過ごせるようにする。
③ 一人一人の子どもの生理的欲求が、十分に満たされるようにする。
④ 一人一人の子どもの健康増進が、積極的に図られるようにする。

(イ) 内容

① 一人一人の子どもの平常の健康状態や発育及び発達状態を的確に把握し、異常を感じる場合は、速やかに適切に対応する。
② 家庭との連携を密にし、嘱託医等との連携を図りながら、子どもの疾病や事故防止に関する認識を深め、保健的で安全な保育環境の維持及び向上に努める。
③ 清潔で安全な環境を整え、適切な援助や応答的な関わりを通して子どもの生理的欲求を満たしていく。また、家庭と協力しながら、子どもの発達過程等に応じた適切な生活のリズムがつくられていくようにする。
④ 子どもの発達過程等に応じて、適度な運動と休息を取ることができるようにする。また、食事、排泄、衣類の着脱、身の回りを清潔にすることなどについて、子どもが意欲的に生活できるよう適切に援助する。

イ 情緒の安定

(ア) ねらい

① 一人一人の子どもが、安定感をもって過ごせるようにする。
② 一人一人の子どもが、自分の気持ちを安心して表すことができるようにする。
③ 一人一人の子どもが、周囲から主体として受け止められ、主体として育ち、自分を肯定する気持ちが育まれていくようにする。
④ 一人一人の子どもがくつろいで共に過ごし、心身の疲れが癒されるようにする。

(イ) 内容

① 一人一人の子どもの置かれている状態や発達過程などを的確に把握し、子どもの欲求を適切に満たしながら、応答的な触れ合いや言葉がけを行う。
② 一人一人の子どもの気持ちを受容し、共感しながら、子どもとの継続的な信頼関係を築いていく。
③ 保育士等との信頼関係を基盤に、一人一人の子どもが主体的に活動し、自発性や探索意欲などを高めるとともに、自分への自信をもつことができるよう成長の過程を見守り、適切に働きかける。
④ 一人一人の子どもの生活のリズム、発達過程、保育時間などに応じて、活動内容のバランスや調和を図りながら、適切な食事や休息が取れるようにする。

第3章 健康及び安全

保育所保育において、子どもの健康及び安全の確保は、子どもの生命の保持と健やかな生活の基本であり、一人一人の子どもの健康の保持及び増進並びに安全の確保とともに、保育所全体における健康及び安全の確保に努めることが重要となる。

また、子どもが、自らの体や健康に関心をもち、心身の機能を高めていくことが大切である。このため、第1章及び第2章等の関連する事項に留意し、次に示す事項を踏まえ、保育を行うこととする。

1 子どもの健康支援

(1) 子どもの健康状態並びに発育及び発達状態の把握

ア 子どもの心身の状態に応じて保育するために、子どもの健康状態並びに発育及び発達状態について、定期的・継続的に、また、必要に応じて随時、把握すること。

イ 保護者からの情報とともに、登所時及び保育中を通じて子どもの状態を観察し、何らかの疾病が疑われる状態や傷害が認められた場合には、保護者に連絡するとともに、嘱託医と相談するなど適切な対応を図ること。看護師等が配置されている場合には、その専門性を生かした対応を図ること。

ウ 子どもの心身の状態等を観察し、不適切な養育の兆候が見られる場合には、市町村や関係機関と連携し、児童福祉法第25条に基づき、適切な対応を図ること。また、虐待が疑われる場合には、速やかに市町村又は児童相談所に通告し、適切な対応を図ること。

(2) 健康増進

ア 子どもの健康に関する保健計画を全体的な計画に基づいて作成し、全職員がそのねらいや内容を踏まえ、一人一人の子どもの健康の保持及び増進に努めていくこと。

イ 子どもの心身の健康状態や疾病等の把握のために、嘱託医等により定期的に健康診断を行い、その結果を記録し、保育に活用するとともに、保護者が子ど

もの状態を理解し、日常生活に活用できるようにすること。
(3) 疾病等への対応
ア 保育中に体調不良や傷害が発生した場合には、その子どもの状態等に応じて、保護者に連絡するとともに、適宜、嘱託医や子どものかかりつけ医等と相談し、適切な処置を行うこと。看護師等が配置されている場合には、その専門性を生かした対応を図ること。
イ 感染症やその他の疾病の発生予防に努め、その発生や疑いがある場合には、必要に応じて嘱託医、市町村、保健所等に連絡し、その指示に従うとともに、保護者や全職員に連絡し、予防等について協力を求めること。また、感染症に関する保育所の対応方法等について、あらかじめ関係機関の協力を得ておくこと。看護師等が配置されている場合には、その専門性を生かした対応を図ること。
ウ アレルギー疾患を有する子どもの保育については、保護者と連携し、医師の診断及び指示に基づき、適切な対応を行うこと。また、食物アレルギーに関して、関係機関と連携して、当該保育所の体制構築など、安全な環境の整備を行うこと。看護師や栄養士等が配置されている場合には、その専門性を生かした対応を図ること。
エ 子どもの疾病等の事態に備え、医務室等の環境を整え、救急用の薬品、材料等を適切な管理の下に常備し、全職員が対応できるようにしておくこと。

2 食育の推進
(1) 保育所の特性を生かした食育
ア 保育所における食育は、健康な生活の基本としての「食を営む力」の育成に向け、その基礎を培うことを目標とすること。
イ 子どもが生活と遊びの中で、意欲をもって食に関わる体験を積み重ね、食べることを楽しみ、食事を楽しみ合う子どもに成長していくことを期待するものであること。
ウ 乳幼児期にふさわしい食生活が展開され、適切な援助が行われるよう、食事の提供を含む食育計画を全体的な計画に基づいて作成し、その評価及び改善に努めること。栄養士が配置されている場合は、専門性を生かした対応を図ること。
(2) 食育の環境の整備等
ア 子どもが自らの感覚や体験を通して、自然の恵みとしての食材や食の循環・環境への意識、調理する人への感謝の気持ちが育つように、子どもと調理員等との関わりや、調理室など食に関わる保育環境に配慮すること。
イ 保護者や地域の多様な関係者との連携及び協働の下で、食に関する取組が進められること。また、市町村の支援の下に、地域の関係機関等との日常的な連携を図り、必要な協力が得られるよう努めること。
ウ 体調不良、食物アレルギー、障害のある子どもなど、一人一人の子どもの心身の状態等に応じ、嘱託医、かかりつけ医等の指示や協力の下に適切に対応すること。栄養士が配置されている場合は、専門性を生かした対応を図ること。

3 環境及び衛生管理並びに安全管理
(1) 環境及び衛生管理
ア 施設の温度、湿度、換気、採光、音などの環境を常に適切な状態に保持するとともに、施設内外の設備及び用具等の衛生管理に努めること。
イ 施設内外の適切な環境の維持に努めるとともに、子ども及び全職員が清潔を保つようにすること。また、職員は衛生知識の向上に努めること。
(2) 事故防止及び安全対策
ア 保育中の事故防止のために、子どもの心身の状態等を踏まえつつ、施設内外の安全点検に努め、安全対策のために全職員の共通理解や体制づくりを図るとともに、家庭や地域の関係機関の協力の下に安全指導を行うこと。
イ 事故防止の取組を行う際には、特に、睡眠中、プール活動・水遊び中、食事中等の場面では重大事故が発生しやすいことを踏まえ、子どもの主体的な活動を大切にしつつ、施設内外の環境の配慮や指導の工夫を行うなど、必要な対策を講じること。
ウ 保育中の事故の発生に備え、施設内外の危険箇所の点検や訓練を実施するとともに、外部からの不審者等の侵入防止のための措置や訓練など不測の事態に備えて必要な対応を行うこと。また、子どもの精神保健面における対応に留意すること。

4 災害への備え
(1) 施設・設備等の安全確保
ア 防火設備、避難経路等の安全性が確保されるよう、定期的にこれらの安全点検を行うこと。
イ 備品、遊具等の配置、保管を適切に行い、日頃から、安全環境の整備に努めること。
(2) 災害発生時の対応体制及び避難への備え
ア 火災や地震などの災害の発生に備え、緊急時の対応の具体的内容及び手順、職員の役割分担、避難訓練計画等に関するマニュアルを作成すること。
イ 定期的に避難訓練を実施するなど、必要な対応を図ること。
ウ 災害の発生時に、保護者等への連絡及び子どもの引渡しを円滑に行うため、日頃から保護者との密接な連携に努め、連絡体制や引渡し方法等について確認をしておくこと。
(3) 地域の関係機関等との連携
ア 市町村の支援の下に、地域の関係機関との日常的な連携を図り、必要な協力が得られるよう努めること。
イ 避難訓練については、地域の関係機関や保護者との連携の下に行うなど工夫すること。

<資料3>

児童福祉施設の設備及び運営に関する基準（抄）

※改題：旧「児童福祉施設最低基準」
昭和23年12月29日厚生労働省令63号
最終改正：平成29年9月22日厚生労働省令94号

第1章　総則

（最低基準の目的）

第2条　法第45条第1項の規定により都道府県が条例で定める基準（以下「最低基準」という。）は、都道府県知事の監督に属する児童福祉施設に入所している者が、明るくて、衛生的な環境において、素養があり、かつ、適切な訓練を受けた職員の指導により、心身ともに健やかにして、社会に適応するように育成されることを保障するものとする。

（最低基準と児童福祉施設）

第4条　児童福祉施設は、最低基準を超えて、常に、その設備及び運営を向上させなければならない。

2　最低基準を超えて、設備を有し、又は運営をしている児童福祉施設においては、最低基準を理由として、その設備又は運営を低下させてはならない。

（児童福祉施設の一般原則）

第5条　児童福祉施設は、入所している者の人権に十分配慮するとともに、一人一人の人格を尊重して、その運営を行わなければならない。

2　児童福祉施設は、地域社会との交流及び連携を図り、児童の保護者及び地域社会に対し、当該児童福祉施設の運営の内容を適切に説明するよう努めなければならない。

3　児童福祉施設は、その運営の内容について、自ら評価を行い、その結果を公表するよう努めなければならない。

4　児童福祉施設には、法に定めるそれぞれの施設の目的を達成するために必要な設備を設けなければならない。

5　児童福祉施設の構造設備は、採光、換気等入所している者の保健衛生及びこれらの者に対する危害防止に十分な考慮を払つて設けられなければならない。

（児童福祉施設と非常災害）

第6条　児童福祉施設においては、軽便消火器等の消火用具、非常口その他非常災害に必要な設備を設けるとともに、非常災害に対する具体的計画を立て、これに対する不断の注意と訓練をするように努めなければならない。

2　前項の訓練のうち、避難及び消火に対する訓練は、少なくとも毎月一回は、これを行わなければならない。

（入所した者を平等に取り扱う原則）

第9条　児童福祉施設においては、入所している者の国籍、信条、社会的身分又は入所に要する費用を負担するか否かによつて、差別的取扱いをしてはならない。

（虐待等の禁止）

第9条の2　児童福祉施設の職員は、入所中の児童に対し、法第33条の10各号に掲げる行為その他当該児童の心身に有害な影響を与える行為をしてはならない。

（衛生管理等）

第10条　児童福祉施設に入所している者の使用する設備、食器等又は飲用に供する水については、衛生的な管理に努め、又は衛生上必要な措置を講じなければならない。

2　児童福祉施設は、当該児童福祉施設において感染症又は食中毒が発生し、又はまん延しないように必要な措置を講ずるよう努めなければならない。

3　児童福祉施設（助産施設、保育所及び児童厚生施設を除く。）においては、入所している者の希望等を勘案し、清潔を維持することができるよう適切に、入所している者を入浴させ、又は清拭しなければならない。

4　児童福祉施設には、必要な医薬品その他の医療品を備えるとともに、それらの管理を適正に行わなければならない。

（入所した者及び職員の健康診断）

第12条　児童福祉施設（児童厚生施設及び児童家庭支援センターを除く。第四項を除き、以下この条において同じ。）の長は、入所した者に対し、入所時の健康診断、少なくとも1年に2回の定期健康診断及び臨時の健康診断を、学校保健安全法（昭和33年法律第56号）に規定する健康診断に準じて行わなければならない。

2　児童福祉施設の長は、前項の規定にかかわらず、次の表の上欄に掲げる健康診断が行われた場合であつて、当該健康診断がそれぞれ同表の下欄に掲げる健康診断の全部又は一部に相当すると認められるときは、同欄に掲げる健康診断の全部又は一部を行わないことができる。この場合において、児童福祉施設の長は、それぞれ同表の上欄に掲げる健康診断の結果を把握しなければならない。

3　第1項の健康診断をした医師は、その結果必要な事項を母子健康手帳又は入所した者の健康を記録する表に記入するとともに、必要に応じ入所の措置又は助産の実施、母子保護の実施若しくは保育の提供もしくは法第24第5項若しくは第6項の規定による措置を解除又は停止する等必要な手続きをとることを、児童福祉施設の長に勧告しなければならない。

| 児童相談所等における児童の入所前の健康診断 | 入所した児童に対する入所時の健康診断 |
| 児童が通学する学校における健康診断 | 定期の健康診断又は臨時の健康診断 |

4　児童福祉施設の職員の健康診断に当たつては、特に入所している者の食事を調理する者につき、綿密な注意を払わなければならない。

第5章　保育所

（設備の基準）

第32条　保育所の設備の基準は、次のとおりとする。

一　乳児又は満2歳に満たない幼児を入所させる保育所には、乳児室又はほふく室、医務室、調理室及び便所を設けること。

二　乳児室の面積は、乳児又は前号の幼児1人につき1.65平方メートル以上であること。

三　ほふく室の面積は、乳児又は第1号の幼児1人につき3.3平方メートル以上であること。

四　乳児室又はほふく室には、保育に必要な用具を備えること。
　五　満2歳以上の幼児を入所させる保育所には、保育室又は遊戯室、屋外遊戯場（保育所の付近にある屋外遊戯場に代わるべき場所を含む。次号及び第94条第2項において同じ。）、調理室及び便所を設けること。
　六　保育室又は遊戯室の面積は、前号の幼児1人につき1.98平方メートル以上、屋外遊戯場の面積は、前号の幼児1人につき3.3平方メートル以上であること。
　七　保育室又は遊戯室には、保育に必要な用具を備えること。
　八　〔略〕
（保育の内容）
第35条　保育所における保育は、養護及び教育を一体的に行うことをその特性とし、その内容については、厚生労働大臣が定める指針に従う。
（保護者との連絡）
第36条　保育所の長は、常に入所している乳幼児の保護者と密接な連絡をとり、保育の内容等につき、その保護者の理解及び協力を得るよう努めなければならない。

＜資料4＞

児童虐待の防止等に関する法律（抄）

平成12年5月24日法律第82号
最終改正：平成29年6月21日法律69号

（目的）
第1条　この法律は、児童虐待が児童の人権を著しく侵害し、その心身の成長及び人格の形成に重大な影響を与えるとともに、我が国における将来の世代の育成にも懸念を及ぼすことにかんがみ、児童に対する虐待の禁止、児童虐待の予防及び早期発見その他の児童虐待の防止に関する国及び地方公共団体の責務、児童虐待を受けた児童の保護及び自立の支援のための措置等を定めることにより、児童虐待の防止等に関する施策を促進し、もって児童の権利利益の擁護に資することを目的とする。
（児童虐待の定義）
第2条　この法律において、「児童虐待」とは、保護者（親権を行う者、未成年後見人その他の者で、児童を現に監護するものをいう。以下同じ。）がその監護する児童（18歳に満たない者をいう。以下同じ。）について行う次に掲げる行為をいう。
　一　児童の身体に外傷が生じ、又は生じるおそれのある暴行を加えること。
　二　児童にわいせつな行為をすること又は児童をしてわいせつな行為をさせること。
　三　児童の心身の正常な発達を妨げるような著しい減食又は長時間の放置、保護者以外の同居人による前2号又は次号に掲げる行為と同様の行為の放置その他の保護者としての監護を著しく怠ること。
　四　児童に対する著しい暴言又は著しく拒絶的な対応、児童が同居する家庭における配偶者に対する暴力（配偶者（婚姻の届出をしていないが、事実上婚姻関係と同様の事情にある者を含む。）の身体に対する不法な攻撃であって生命又は身体に危害を及ぼすもの及びこれに準ずる心身に有害な影響を及ぼす言動をいう。第16条において同じ。）その他の児童に著しい心理的外傷を与える言動を行うこと。
（児童に対する虐待の禁止）
第3条　何人も、児童に対し、虐待をしてはならない。
（児童虐待の早期発見等）
第5条　学校、児童福祉施設、病院その他児童の福祉に業務上関係のある団体及び学校の教職員、児童福祉施設の職員、医師、歯科医師、保健師、助産師、看護師、弁護士その他児童の福祉に職務上関係のある者は、児童虐待を発見しやすい立場にあることを自覚し、児童虐待の早期発見に努めなければならない。
2　前項に規定する者は、児童虐待の予防その他の児童虐待の防止並びに児童虐待を受けた児童の保護及び自立の支援に関する国及び地方公共団体の施策に協力するよう努めなければならない。
3　学校及び児童福祉施設は、児童及び保護者に対して、児童虐待の防止のための教育又は啓発に努めなければならない。
（児童虐待に係る通告）
第6条　児童虐待を受けたと思われる児童を発見した者は、速やかに、これを市町村、都道府県の設置する福祉事務所若しくは児童相談所又は児童委員を介して市町村、都道府県の設置する福祉事務所若しくは児童相談所に通告しなければならない。
2　前項の規定による通告は、児童福祉法（昭和22年法律第164号）第25条第1項の規定による通告とみなして、同法の規定を適用する。
3　刑法（明治40年法律第45号）の秘密漏示罪の規定その他の守秘義務に関する法律の規定は、第1項の規定による通告をする義務の遵守を妨げるものと解釈してはならない。
第7条　市町村、都道府県の設置する福祉事務所又は児童相談所が前条第1項の規定による通告を受けた場合においては、当該通告を受けた市町村、都道府県の設置する福祉事務所又は児童相談所の所長、所員その他の職員及び当該通告を仲介した児童委員は、その職務上知り得た事項であって当該通告をした者を特定させるものを漏らしてはならない。
（通告又は送致を受けた場合の措置）
第8条　市町村又は都道府県の設置する福祉事務所が第6条第1項の規定による通告を受けたときは、市町村又は福祉事務所の長は、必要に応じ近隣住民、学校の教職員、児童福祉施設の職員その他の者の協力を得つつ、当該児童との面会その他の当該児童の安全の確認を行うための措置を講ずるとともに、必要に応じ次に掲げる措置を採るものとする。

一　児童福祉法第25条の7第1項第1号若しくは第2項第1号又は第25条の8第1号の規定により当該児童を児童相談所に送致すること。
　二　当該児童のうち次条第1項の規定による出頭の求め及び調査若しくは質問、第9条第1項の規定による立入り及び調査若しくは質問又は児童福祉法第33条第1項若しくは第2項の規定による一時保護の実施が適当であると認めるものを都道府県知事又は児童相談所長へ通知すること。
2　児童相談所が第6条第1項の規定による通告又は児童福祉法第25条の7第1項第1号若しくは第2項第1号若しくは第25条の8第1号の規定による送致を受けたときは、児童相談所長は、必要に応じ近隣住民、学校の教職員、児童福祉施設の職員その他の者の協力を得つつ、当該児童との面会その他の当該児童の安全の確認を行うための措置を講ずるとともに、必要に応じ次に掲げる措置を採るものとする。
　一　児童福祉法第33条第1項の規定により当該児童の一時保護を行い、又は適当な者に委託して、当該一時保護を行わせること。
　二　児童福祉法第26条第1項第3号の規定により当該児童のうち第6条第1項の規定による通告を受けたものを市町村に送致すること。
　三　当該児童のうち児童福祉法第25条の8第3号に規定する保育の利用等（以下この号において「保育の利用等」という。）が適当であると認めるものをその保育の利用等に係る都道府県又は市町村の長へ報告し、又は通知すること。
　四　当該児童のうち児童福祉法第6条の3第2項に規定する放課後児童健全育成事業、同条第3項に規定する子育て短期支援事業、同条第5項に規定する養育支援訪問事業、同条第6項に規定する地域子育て支援拠点事業、同条第14項に規定する子育て援助活動支援事業、子ども・子育て支援法（平成24年法律第65号）第59条第1号に掲げる事業その他市町村が実施する児童の健全な育成に資する事業の実施が適当であると認めるものをその事業の実施に係る市町村の長へ通知すること。
3　前2項の児童の安全の確認を行うための措置、市町村若しくは児童相談所への送致又は一時保護を行う者は、速やかにこれを行うものとする。

<資料5>
母子健康手帳：省令様式部分（一部抜粋）

母子保健法施行規則 様式第3号
最終改正：平成23年12月28日厚生労働省令第158号

（妊婦の健康状態等）

（出産の状態）

（1歳6か月児健康診査）

<このページは1歳6か月児健康診査までに記入しておきましょう。>

保護者の記録【1歳6か月の頃】　（　　　年　　　月　　　日記録）

- ○ひとり歩きをしたのはいつですか。　　　　　　　　　（　　歳　　月頃）
- ○ママ、ブーブーなど意味のあることばを
  いくつか話しますか。　　　　　　　　　　　　　　はい　いいえ
- ○自分でコップを持って水を飲めますか。　　　　　　　はい　いいえ
- ○哺乳ビンを使っていますか。　　　　　　　　　　　　いいえ　はい
  （いつまでも哺乳ビンを使って飲むのは、むし歯につながるおそれが
  あるので、やめるようにしましょう。）
- ○食事や間食（おやつ）の時間はだいたい
  決まっていますか。　　　　　　　　　　　　　　　はい　いいえ
- ○歯の仕上げみがきをしてあげていますか。　　　　　　はい　いいえ
- ○極端にまぶしがったり、目の動きがおかしい
  のではないかと気になったりしますか。※　　　　　いいえ　はい
- ○うしろから名前を呼んだとき、振り向きますか。　　　はい　いいえ
- ○どんな遊びが好きですか。　（遊びの例：　　　　　　　　　）
- ○歯にフッ化物（フッ素）の塗布や
  フッ素入り歯磨きの使用をしていますか。　　　　　はい　いいえ
- ○子育てについて気軽に相談できる人はいますか。　　　はい　いいえ
- ○子育てについて不安や困難を感じること
  はありますか。　　　　　　　　　　　いいえ　はい　何ともいえない
- ○成長の様子、育児の心配、かかった病気、感想などを自由に記入しましょう。

むし歯など歯の異常に気づいたら
右の図に×印をつけておきましょう。

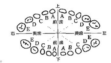

※外に出た時に極端にまぶしがったり、目を細めたり、首を傾げたりすると
きには、目に異常のある可能性がありますので、眼科医に相談しましょう。

<1歳6か月児健康診査は、全ての市区町村で実施されていますので、必ず受けましょう。>

1歳6か月児健康診査
（　　年　　月　　日実施・　　歳　　か月）

体　重	．　　kg	身　長	．　　cm
胸　囲	．　　cm	頭　囲	．　　cm

栄養状態：良・要指導　母乳：飲んでいない・飲んでいる　離乳：完了・未完了

目の異常（眼位異常・視力・その他）：なし・あり・疑（　　　）
耳の異常（難聴・その他）：なし・あり・疑（　　　）

予防接種（受けているものに○を付ける）　Hib　小児肺炎球菌　B型肝炎　ジフテリア　百日せき　破傷風　ポリオ
　　　　　BCG　麻しん　風しん　水痘

健康・要観察

歯											むし歯の罹患型：O・O₂・A・B・C
の	E	D	C	B	A	A	B	C	D	E	要治療のむし歯：なし・あり（　　本）
状											歯の汚れ：きれい・少ない・多い
態	E	D	C	B	A	A	B	C	D	E	歯肉・粘膜：異常なし・あり（　　）
											かみ合わせ：よい・経過観察
											（　　年　　月　　日診査）

特記事項

施設名又は担当者名

次の健康診査までの記録
（自宅で測定した身長・体重も記入しましょう。）

年　月　日	年齢	体重	身長	特記事項	施設名又は担当者名
		．　kg	．　cm		

※むし歯の罹患型　O₁：むし歯なし、歯もきれい　O₂：むし歯なし、歯の汚れ多い
　A：奥歯または前歯にむし歯　B：奥歯と前歯にむし歯　C：下前歯にもむし歯

（3歳児健康診査）

<このページは3歳児健康診査までに記入しておきましょう。>

保護者の記録【3歳の頃】　（　　年　　月　　日記録）

　　　年　　月　　日で3歳になりました。

両親から3歳の誕生日のメッセージを記入しましょう。

- ○手を使わずにひとりで階段をのぼれますか。　　　　　はい　いいえ
- ○クレヨンなどで丸（円）を書きますか。　　　　　　　はい　いいえ
- ○衣服の着脱をひとりでしたがりますか。　　　　　　　はい　いいえ
- ○自分の名前が言えますか。　　　　　　　　　　　　　はい　いいえ
- ○歯みがきや手洗いをしていますか。　　　　　　　　　はい　いいえ
- ○歯の仕上げみがきをしてあげていますか。　　　　　　はい　いいえ
- ○いつも指しゃぶりをしていますか。　　　　　　　　　いいえ　はい
- ○よくかんで食べる習慣はありますか。　　　　　　　　はい　いいえ
- ○斜視はありますか。　　　　　　　　　　　　　　　　いいえ　はい
- ○物を見るとき目を細めたり、極端に近づけて
  見たりしますか。　　　　　　　　　　　　　　　　いいえ　はい
- ○耳の聞こえが悪いのではないかと気になりますか。　　いいえ　はい
- ○かみ合わせや歯並びで気になることがありますか。　　いいえ　はい
- ○歯にフッ化物（フッ素）の塗布や
  フッ素入り歯磨きの使用をしていますか。　　　　　はい　いいえ
- ○ままごと、ヒーローごっこなど、ごっこ遊びが
  できますか。　　　　　　　　　　　　　　　　　　はい　いいえ
- ○遊び友だちがいますか。　　　　　　　　　　　　　　はい　いいえ
- ○子育てについて気軽に相談できる人はいますか。　　　はい　いいえ
- ○子育てについて不安や困難を感じること
  はありますか。　　　　　　　　　　　いいえ　はい　何ともいえない
- ○成長の様子、育児の心配、かかった病気、感想などを自由に記入しましょう。

<3歳児健康診査は、全ての市区町村で実施されていますので、必ず受けましょう。>

3歳児健康診査
（　　年　　月　　日実施・　　歳　　か月）

体　重	．　kg	身　長	．　cm
頭　囲	．　cm	栄養状態：ふとり気味・普通・やせ気味	

目の異常（眼位異常・視力・その他）：なし・あり・疑（　　　）
耳の異常（難聴・その他）：なし・あり・疑（　　　）

予防接種（使っているものに○を付ける）　Hib　小児肺炎球菌　B型肝炎　ジフテリア　百日せき　破傷風
　　　　　ポリオ　BCG　麻しん　風しん　水痘　日本脳炎

健康・要観察

歯											むし歯の罹患型：O・A・B・C₁・C₂
の	E	D	C	B	A	A	B	C	D	E	要治療のむし歯：なし・あり（　　本）
状											歯の汚れ：きれい・少ない・多い
態	E	D	C	B	A	A	B	C	D	E	歯肉・粘膜：異常なし・あり（　　）
											かみ合わせ：よい・経過観察
											（　　年　　月　　日診査）

特記事項

施設名又は担当者名

次の健康診査までの記録
（自宅で測定した身長・体重も記入しましょう。）

年　月　日	年齢	体重	身長	特記事項	施設名又は担当者名
		．　kg	．　cm		

※むし歯の罹患型　O：むし歯なし　A：奥歯または前歯にむし歯
　B：奥歯と前歯にむし歯　C₁：下前歯がむし歯　C₂：下前歯やその他にむし歯

（5歳児健康診査）

保護者の記録【5歳の頃】（　　年　月　日記録）

　　　　　年　　月　　日で5歳になりました。
　　　両親から5歳の誕生日のメッセージを記入しましょう。

幼児
- ○でんぐり返しができますか。　　　　　　　　　　　はい　いいえ
- ○思い出して絵を書くことができますか。　　　　　　はい　いいえ
- ○色（赤、黄、緑、青）がわかりますか。　　　　　　はい　いいえ
- ○はっきりした発音で話ができますか。　　　　　　　はい　いいえ
- ○うんちをひとりでしますか。　　　　　　　　　　　はい　いいえ
- ○幼稚園、保育所などの集団生活になじみ、
　楽しく過ごしていますか。　　　　　　　　　　　　はい　いいえ
- ○動物や花をかわいがったり、他人を思いやる
　気持ちを持ったりしているようですか。　　　　　　はい　いいえ
- ○家族と一緒に食事を食べていますか。　　　　　　　はい　いいえ
- ○歯の仕上げみがきをしてあげていますか。　　　　　はい　いいえ
- ○いつも指しゃぶりをしていますか。　　　　　　　　いいえ　はい
- ○お話を読んであげるとその内容が分かるように
　なりましたか。　　　　　　　　　　　　　　　　　はい　いいえ
- ○子育てについて気軽に相談できる人はいますか。　　はい　いいえ
- ○子育てについて不安や困難を感じること
　はありますか。　　　　　　　　　　いいえ　はい　何ともいえない
- ○成長の様子、育児の心配、かかった病気、感想などを自由に記入しましょう。

5　歳　児　健　康　診　査
（　　年　月　日実施・　歳　か月）

体　重	．	kg	身　長	．	cm
頭　囲	．	cm	栄養状態：ふとり気味・普通・やせ気味			

目の異常（眼位異常・視力：右（　）・左（　）・その他）：なし・あり・疑（　）

耳の異常（難聴・その他）：なし・あり・疑（　　　　　　　）

健康・要観察

幼児
歯の状態	6	5	4	3	2	1	1	2	3	4	5	6	要治療のむし歯：なし・あり 　（乳歯　本　永久歯　本）
		E	D	C	B	A	A	B	C	D	E		歯の汚れ：きれい・少ない・多い
		E	D	C	B	A	A	B	C	D	E		歯肉・結膜：異常なし・あり（　　）
	6	5	4	3	2	1	1	2	3	4	5	6	かみ合わせ：よい・経過観察
													歯・口腔の疾病異常：（　　　　）
													（　　年　月　日診査）

特記事項

施設名又は
担当者名

次の健康診査までの記録
（自宅で測定した身長・体重も記入しましょう。）

年月日	年齢	体　重	身　長	特記事項	施設名又は 担当者名
		．　kg	．　cm		

資料編

221

（乳児身体発育曲線）

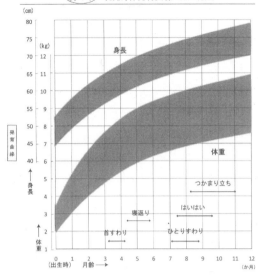

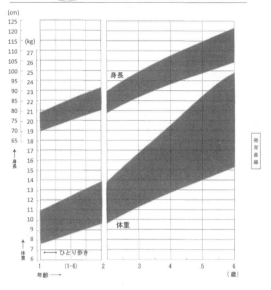

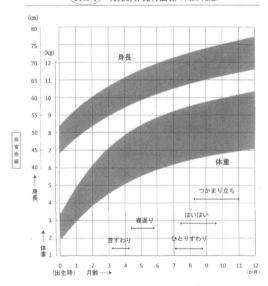

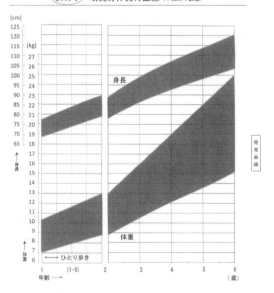

<お子さんの頭囲をこのグラフに記入しましょう。>

男の子 乳幼児身体発育曲線 (平成22年調査)

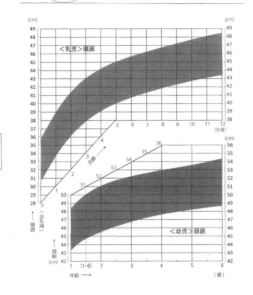

頭囲のグラフ：帯の中に94パーセントの子どもの値が入ります。なお、頭囲は左右の眉の直上を通るようにして測ったものです。

<お子さんの頭囲をこのグラフに記入しましょう。>

女の子 乳幼児身体発育曲線 (平成22年調査)

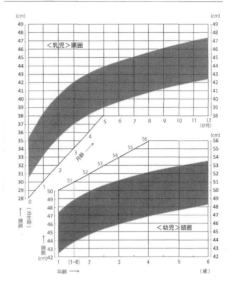

頭囲のグラフ：帯の中に94パーセントの子どもの値が入ります。なお、頭囲は左右の眉の直上を通るようにして測ったものです。

<お子さんの体重と身長が交差する点をグラフに記入しましょう。>

男の子 幼児の身長体重曲線 (平成22年調査)

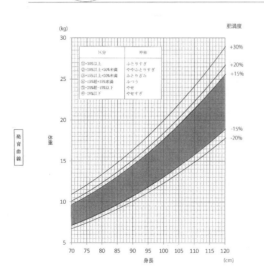

子どものからだつきは成長とともに変化し、個人差も大きいのですが、この曲線を肥満とやせの一応の目安としてください。「ふつう」に入らないからといってただちに異常というわけではありませんが、心配な場合は医師等に相談しましょう。身体計測を行ったときはこのグラフに記入し、成長に伴う変化をみるようにしましょう。

<お子さんの体重と身長が交差する点をグラフに記入しましょう。>

女の子 幼児の身長体重曲線 (平成22年調査)

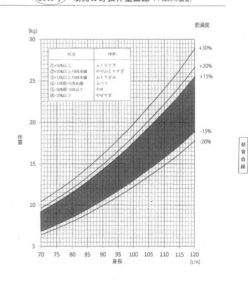

子どものからだつきは成長とともに変化し、個人差も大きいのですが、この曲線を肥満とやせの一応の目安としてください。「ふつう」に入らないからといってただちに異常というわけではありませんが、心配な場合は医師等に相談しましょう。身体計測を行ったときはこのグラフに記入し、成長に伴う変化をみるようにしましょう。

(予防接種の記録)

予防接種の記録(1)
Immunization Record

感染症から子ども(自分の子どもはもちろん、周りの子どもたちも)を守るために、予防接種は非常に効果の高い手段の一つです。子どもたちの健康を守るために予防接種の効果と副反応をよく理解し、子どもに予防接種を受けさせましょう。

ワクチンの種類 Vaccine		接種年月日 Y/M/D (年齢)	メーカー／ロット Manufacturer/ Lot.No.	接種者署名 Physician	備考 Remarks
インフルエンザ菌b型 (Hib) Haemophilus type b	1回				
	2回				
	3回				
	追加				
小児肺炎球菌 Streptococcus pneumoniae	1回				
	2回				
	3回				
	追加				
B型肝炎 Viral Hepatitis type B	1回				
	2回				
	3回				

● その他

予防接種の記録(2)

ジフテリア・百日せき・破傷風・ポリオ Diphtheria・Pertussis・Tetanus・Polio					
時期	ワクチンの種類 Vaccine	接種年月日 Y/M/D (年齢)	メーカー／ロット Manufacturer/ Lot.No.	接種者署名 Physician	備考 Remarks
第1期初回	1回				
	2回				
	3回				
第1期追加					

BCG				
接種年月日 Y/M/D (年齢)	メーカー／ロット Manufacturer/ Lot.No.		接種者署名 Physician	備考 Remarks

ワクチンの種類 Vaccine		接種年月日 Y/M/D (年齢)	メーカー／ロット Manufacturer/ Lot.No.	接種者署名 Physician	備考 Remarks
麻しん・風しん	第1期				
	第2期				

ワクチンの種類 Vaccine		接種年月日 Y/M/D (年齢)	メーカー／ロット Manufacturer/ Lot.No.	接種者署名 Physician	備考 Remarks
水痘 Varicella	1回				
	2回				

ワークの解答

【第2章　ワークの解答】
Ⅰ．体温、呼吸、脈拍ともに正常範囲であり、一般状態も良好のため、健康状態はよいと判断される。
Ⅱ．①思われる　②福祉事務所　③児童相談所　④通告　⑤守秘義務
Ⅲ．（1）B　（2）A
Ⅳ．（1）×　（2）○　（3）×　（4）○　（5）×

【第3章　ワークの解答】
Ⅰ．①温度　②湿度　③安全面　④採光
Ⅱ．①睡眠・覚醒リズム　②遊び・運動　③昼　④3歳　⑤着脱　⑥保温
　　⑦保護　⑧多く　⑨授乳・離乳の支援ガイド　⑩離乳期　⑪乳幼児
　　⑫楽しく　⑬成長・発達　⑭身体　⑮口腔　⑯衣類　⑰外気　⑱紫外線対策

【第4章　ワークの解答】
Ⅰ．①大きく　②新陳代謝　③皮下脂肪
Ⅱ．①気管内　②窒息
Ⅲ．①減少　②大泉門
Ⅳ．①高温
Ⅴ．①イオン飲料
Ⅵ．脱水＝b　　けいれん＝d　　嘔吐＝a
　　腹痛＝e　　発疹＝c
Ⅶ．③

【第5章　ワークの解答】
Ⅰ．①先天奇形、変形および染色体異常　②周産期に特異的な呼吸障害等
　　③不慮の事故
Ⅱ．①窒息　②交通事故　③溺死および溺水
Ⅲの模範解答
・乳児用チャイルドシートは後部座席に後ろ向きに装着する。
Ⅳ．①
　　（解説）
　　①かすり傷等軽微な事故は連絡帳等で保護者へ連絡する。
　　②鉢植えの肥料の誤食などは、緊急受診の必要がないため、保護者へ連絡し、保護者が子どもを受診させることが原則である。
　　③ジャングルジムから転落し意識不明の場合は早急に受診する必要があるため、救急車で担任とともに受診する。保護者は直接病院に来てもらう。

【第6章　ワークの解答】
Ⅰ．①一次救命措置　②応急手当　③心肺蘇生法　④AED　⑤気道異物除去
　　⑥気道確保　⑦胸骨圧迫　⑧人工呼吸　⑨腹部突き上げ　⑩背部叩打

Ⅱ．(1)○　(2)×　(3)×　(4)○　(5)×　(6)×　(7)×　(8)○　(9)○

【第7章　ワークの解答】
Ⅰ．(解答例)
1．頭部打撲、咳き込みや食べ過ぎ以外は感染症を疑う。看護師や保健師がいる場合、応援を依頼。
2．他児は別室に誘導。
3．床などの吐物処理は迅速に。
4．使い捨て手袋・マスク・エプロンを装着する。
5．子どもの顔色などを観察しながら、汚れている服は脱がせてビニール袋に入れ密封して、保護者に返却する。
6．体に吐物の付着があり、おしぼりを使用した場合は、破棄するかビニール袋に入れる。
7．うがいができそうであればうがいと手洗いをさせる。医務室などで安静にして保護者の迎えを待つ。
8．子どもが使用した、シンク、水栓、おしぼりは0.1％次亜塩素酸ナトリウム液で消毒する。

Ⅱ．172ページ　表7－1参照
Ⅲ．185ページ　図7－2参照
ステップアップ　省略

【第8章　ワークの解答】
Ⅰ．①適切に養育　②保障　③成長　④発達　⑤自立
⑥満1歳6か月　⑦満2歳　⑧満3歳　⑨満4歳　⑩市町村
⑪母子健康手帳　⑫入園（所）　⑬2　⑭臨時

新時代の保育双書

演習 子どもの保健Ⅱ ［第2版］

2012年 5 月 5 日　初版第 1 刷発行
2017年 3 月 1 日　初版第 6 刷発行
2018年 4 月 1 日　第 2 版第 1 刷発行
2018年10月15日　第 2 版第 2 刷発行

編　　者　今井七重
発行者　竹鼻均之
発行所　株式会社みらい
　　　　〒500-8137　岐阜市東興町40　第 5 澤田ビル
　　　　TEL　058-247-1227代
　　　　http://www.mirai-inc.jp/
印刷・製本　サンメッセ株式会社

ISBN978-4-86015-433-2 C3337
Printed in Japan　　　乱丁本・落丁本はお取替え致します。

シリーズ 保育と現代社会

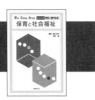

保育と社会福祉〔第2版〕
B5判　228頁　定価／本体2,000円(税別)

演習・保育と相談援助〔第2版〕
B5判　208頁　定価／本体2,000円(税別)

保育と児童家庭福祉〔第2版〕
B5判　220頁　定価／本体2,000円(税別)

保育と家庭支援〔第2版〕
B5判　184頁　定価／本体2,000円(税別)

保育と社会的養護原理〔第2版〕
B5判　240頁　定価／本体2,200円(税別)

演習・保育と社会的養護内容
B5判　192頁　定価／本体2,000円(税別)

演習・保育と保護者への支援―保育相談支援
B5判　232頁　定価／本体2,200円(税別)

演習・保育と障害のある子ども
B5判　280頁　定価／本体2,300円(税別)

保育士をめざす人の福祉シリーズ

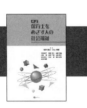

八訂　保育士をめざす人の社会福祉
B5判　204頁　定価／本体2,000円(税別)

新版　保育士をめざす人のソーシャルワーク
B5判　188頁　定価／本体2,000円(税別)

改訂　保育士をめざす人の児童家庭福祉
B5判　208頁　定価／本体2,000円(税別)

改訂　保育士をめざす人の社会的養護
B5判　176頁　定価／本体2,000円(税別)

三訂　保育士をめざす人の社会的養護内容
B5判　168頁　定価／本体2,000円(税別)

改訂　保育士をめざす人の家庭支援
B5判　180頁　定価／本体2,000円(税別)

新時代の保育双書シリーズ

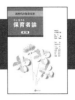

ともに生きる保育原理
B5判　192頁　定価／本体2,200円(税別)

幼児教育の原理〔第2版〕
B5判　176頁　定価／本体2,000円(税別)

今に生きる保育者論〔第3版〕
B5判　200頁　定価／本体2,000円(税別)

新・保育内容総論〔第2版〕
B5判　216頁　定価／本体2,000円(税別)

保育内容　健康〔第2版〕
B5判　224頁　定価／本体2,100円(税別)

保育内容　人間関係〔第2版〕
B5判　200頁　定価／本体2,100円(税別)

保育内容　環境〔第3版〕
B5判　176頁　定価／本体2,100円(税別)

保育内容　ことば〔第3版〕
B5判　200頁　定価／本体2,000円(税別)

保育内容　表現〔第2版〕
B5判　176頁　定価／本体2,200円(税別)

乳児保育〔第3版〕
B5判　212頁　定価／本体2,000円(税別)

新・障害のある子どもの保育〔第3版〕
B5判　280頁　定価／本体2,300円(税別)

実践・発達心理学〔第2版〕
B5判　208頁　定価／本体2,000円(税別)

保育に生かす教育心理学
B5判　184頁　定価／本体2,000円(税別)

子どもの理解と保育・教育相談
B5判　188頁　定価／本体2,000円(税別)

図解　子どもの保健Ⅰ〔第2版〕
B5判　232頁(カラー口絵4頁)　定価／本体2,200円(税別)

演習　子どもの保健Ⅱ〔第2版〕
B5判　228頁　定価／本体2,200円(税別)

新版　子どもの食と栄養
B5判　248頁　定価／本体2,300円(税別)

　株式会社みらい　http://www.mirai-inc.jp/
〒500-8137　岐阜市東興町40番地　第五澤田ビル
TEL (058)247-1227(代)　FAX (058)247-1218